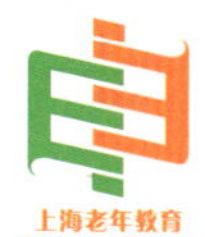

上海市老年教育推荐用书

上海市老年教育教材研发中心

老年护理

基础篇

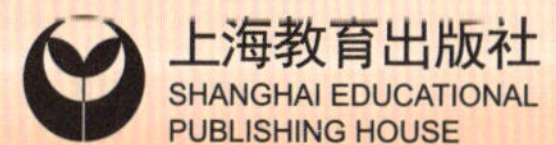

上海市老年教育普及教材编写委员会

顾　问：倪闽景

主　任：李骏修

副主任：李学红　毕　虎

委　员：熊仿杰　殷　瑛　郁增荣　韩崇虎

沈　韬　刘　政　蔡　瑾

本书编写组

主　编： 沈　伟

副主编： 孙　瑛

丛书策划

刘煜海　朱岳桢

前言

“上海市老年教育普及教材”是在上海市学习型社会建设与终身教育促进委员会办公室、上海市老年教育工作小组办公室和上海市教委终身教育处的指导下，由上海市老年教育教材研发中心会同有关老年教育单位和专家共同研发的系列丛书。该系列丛书是一批具有规范性和示范性、体现上海水平的老年普及读本（教材），是一批可供老年学校选用的教学资源，是一批满足老年人不同层次需求的、适合老年人学习的、为老年人服务的快乐学习读本。

“上海市老年教育普及教材”的定位主要是面向街（镇）及以下老年学校，适当兼顾市、区老年大学的教学需求，力求普及与提高相结合，以普及为主；通用性与专门化相兼顾，以通用性为主。该系列丛书主要用于改善街镇、居村委老年学校缺少适宜教材的实际状况。

“上海市老年教育普及教材”在内容和体例上尽量根据老年人学习的特点进行编排，在知识内容融炼的前提下，强调基础、实用、前沿；语言简明扼要、通俗易懂，使老年学员看得懂、学得会、用得上。该系列丛书分为三个大类，做身心健康的老年人、做幸福和谐的老年人、做时尚能干的老年人。每个大类包含若干系列，如“老年常见病100问系列”“健康在身边系列”“传统经典与时代文明系列”“孙辈亲子系列”“老年人心灵手巧系列”“老年人玩转信息技术系列”等。

“上海市老年教育普及教材”在表现形式上，充分利用现代信息技术和多媒体教学手段，倡导多元化教与学的方式，在实践和探索过程中逐步形成了“四位一体，三通直学”的资源体系，即“纸质书、电子书、有声读物、学习课件”四种学习资源皆可学习，手机微信公众号“指尖上老年教育”、平板APP“上海老年教育”、电脑微学网站“www.shlnjy.cn”三条学习通道皆可学习。让我们的老年学习者可以根据自己的实际情况，个性化选择适宜的学习资源和学习方式。

“上海市老年教育普及教材”在“十二五”期间已出版了首批100本，并入选国家新闻出版广电总局、全国老龄工作委员会办公室2016年向全国老年人推荐优秀出版物。在此经验基础上，我们更广泛地吸取各级老年学校、老年学员和广大读者的宝贵意见，力争在“十三五”期间为全市老年学习者带来更丰富、更适宜的学习资源和学习体验。

上海市老年教育普及教材编写委员会

2018年8月

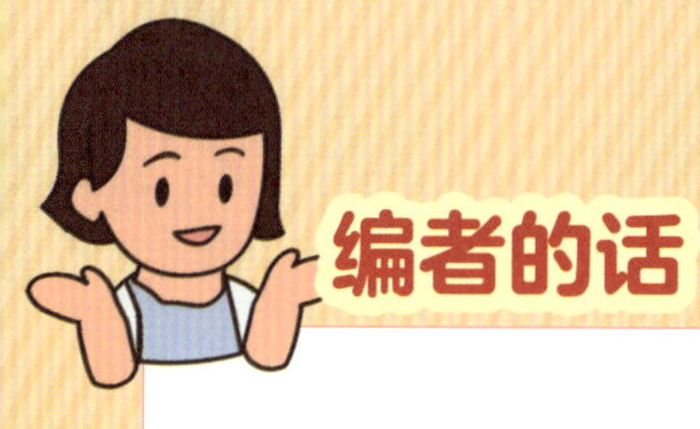

编者的话

老年人的健康长寿，与家庭基础护理的优劣有很大的关系。对于一部分老年人来说，最终致命的不是原发病，而是由于护理知识缺乏、护理不当所导致的并发症，可见基础护理在老年人的健康中占有相当重要的地位。

晨晚间护理能使老人身心舒适、心情愉快、精神松弛，有利疾病的康复。本书旨在帮助护理员学习和了解护理中的实际操作，每一步骤都凝聚了护理员长期的经验积累，在护理过程中，护理员应该充满阳光地为老护理，语言要清晰明了，此外对于护理过程的步骤和注意的细节也十分重要。同时本书大致内容也是帮助老人了解护理员以及护理中自己所被护理的过程。

对于老人的家庭的成员来说通过本书的学习，可以了解护理老人的所需要做的准备以及护理的步骤，从而给予老人比较好的护理帮助。

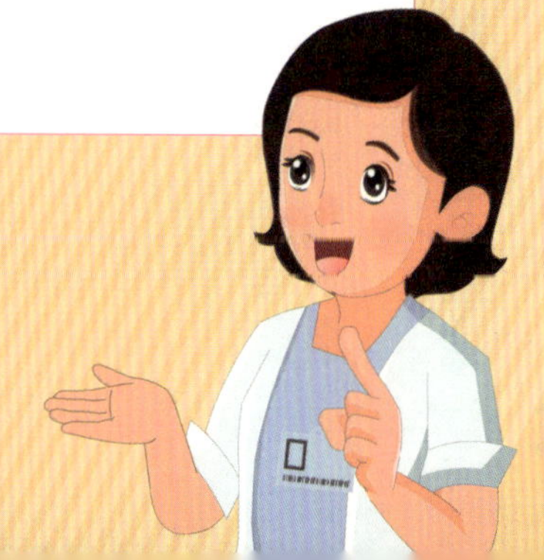

目录

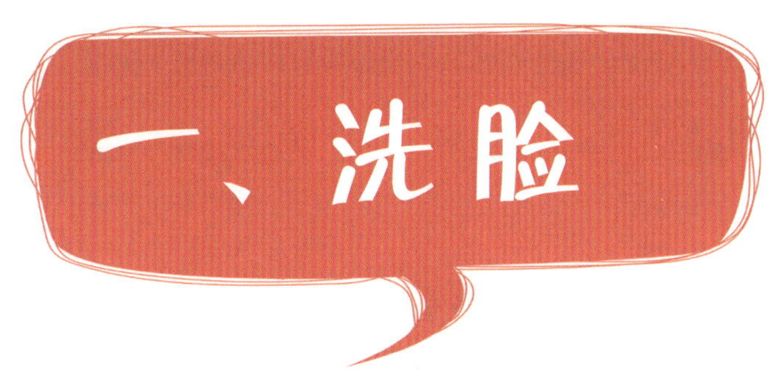

一、洗脸

一早，老年护工裴护理员就登门来到张奶奶家，熟练地开始了照料张奶奶的工作。让我们从一天的洗脸开始吧，看看裴护理是怎么给张奶奶洗脸的，又需要注意哪些环节。

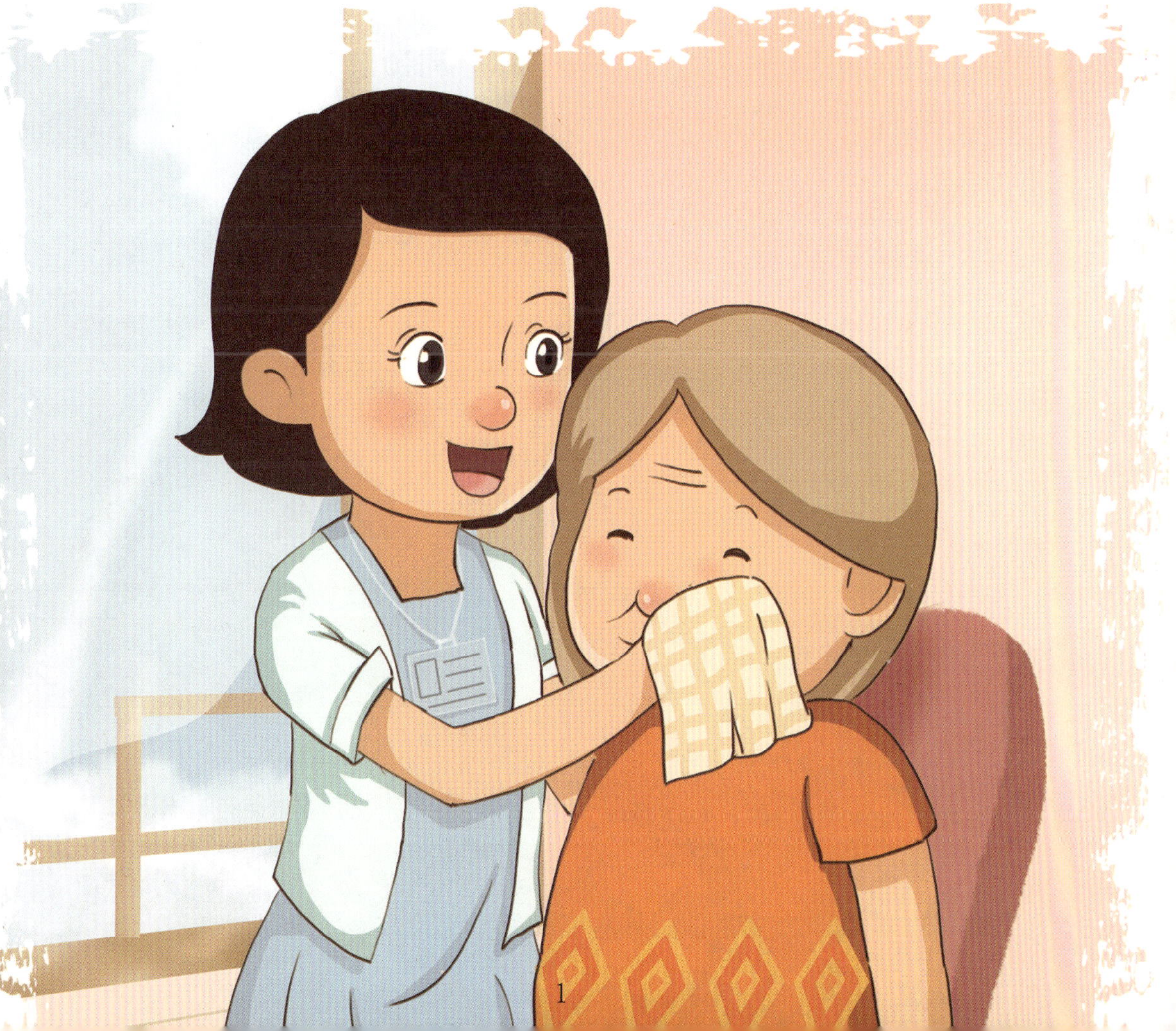

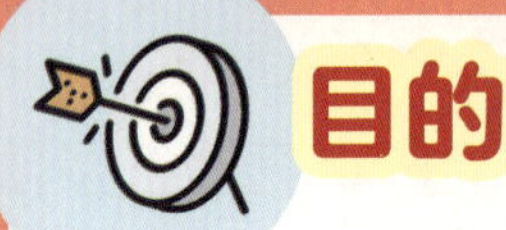

目的

使患者面部清洁，感觉舒适。

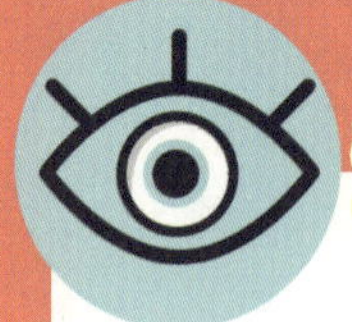

注意事项

清洁面部，使得患者口周、耳后和颈部无污垢，眼、鼻内无分泌物。

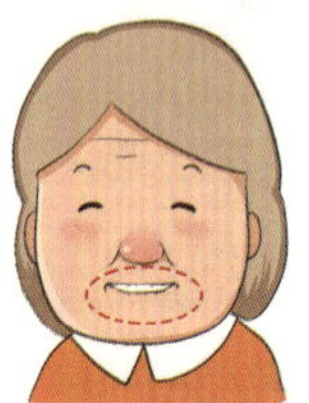

口周

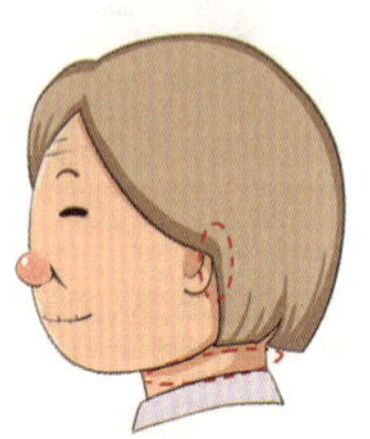

耳后和颈部

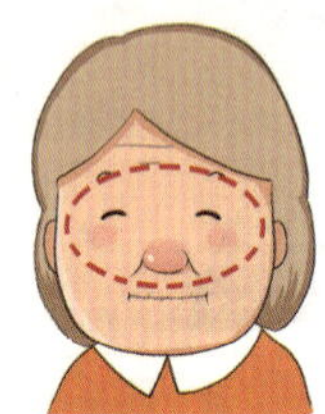

眼、鼻

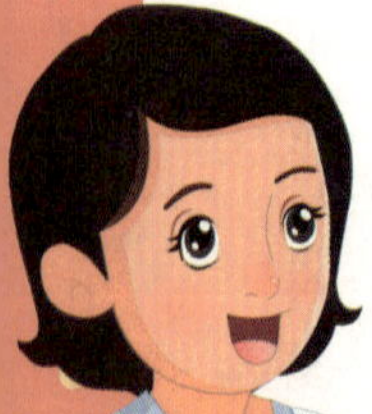

准备用品

准备一个干净的脸盆和一条干净柔软的长棉质毛巾。

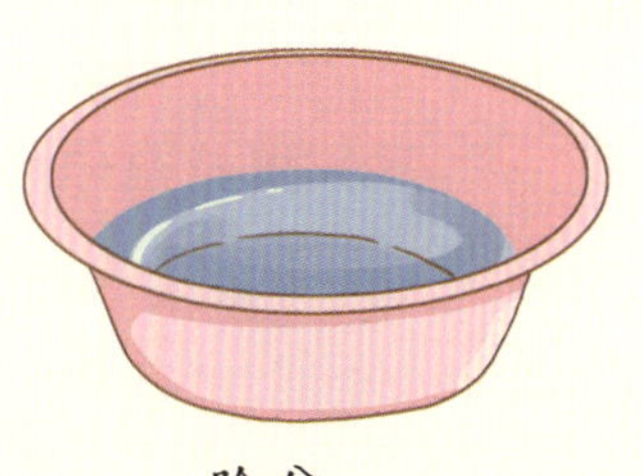

脸盆

长毛巾

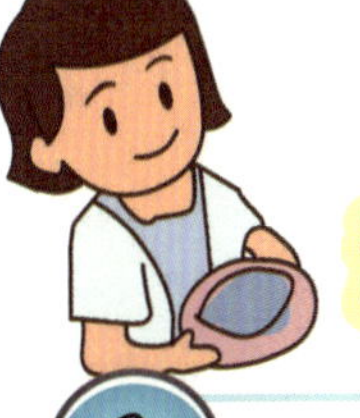

洗脸过程

1 脸盆内注入温水，水温控制在 39 ~ 42 摄氏度之间。（或在自己手掌内侧测试，不冷不烫即可。）

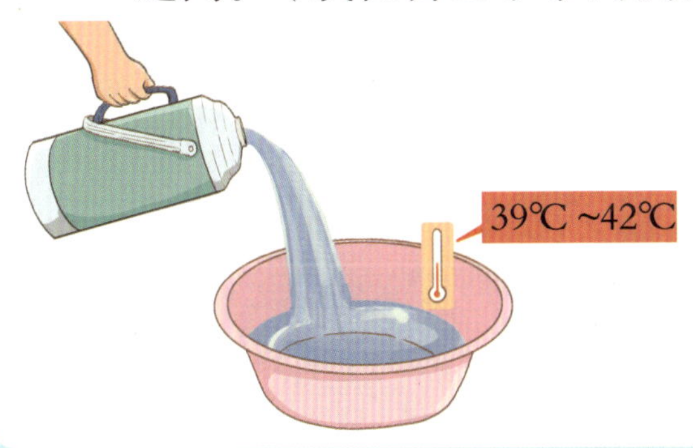

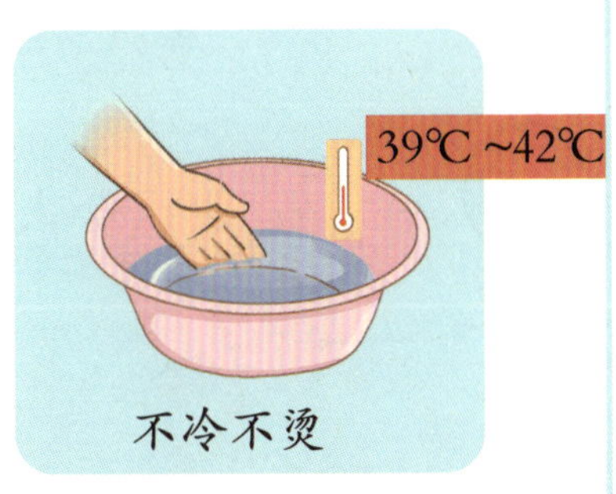

不冷不烫

2 将毛巾打湿拧干后，先擦拭眼部和口唇周围，然后将毛巾换面再擦拭面颊、额头、耳后和颈部。

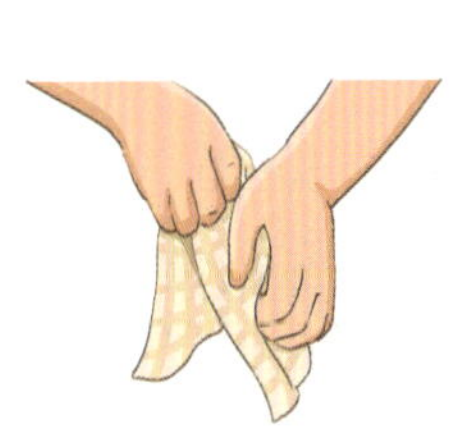

毛巾打湿拧干

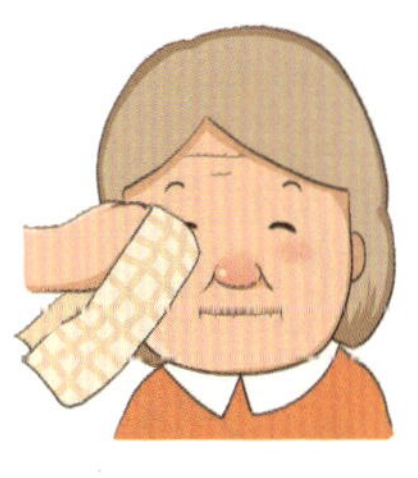

擦拭眼部

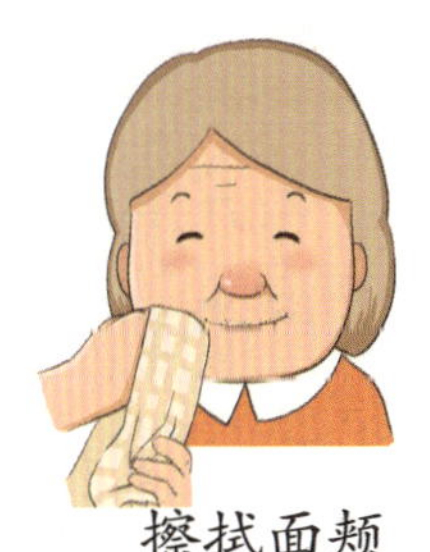

擦拭面颊

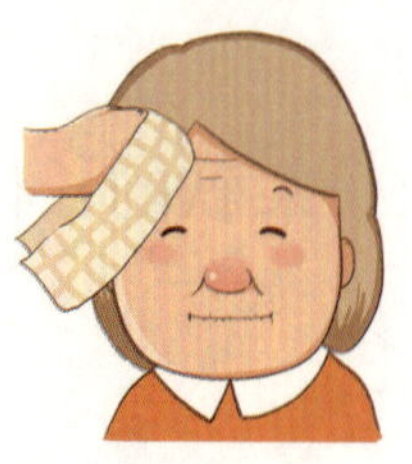

擦拭额头

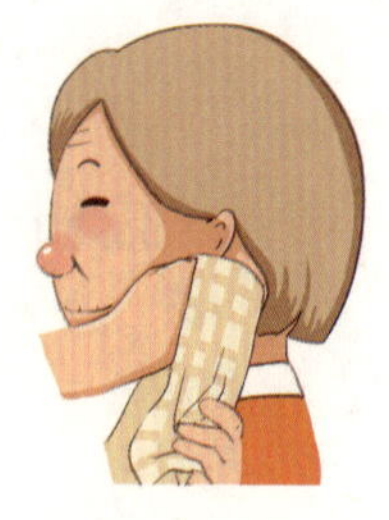

擦拭耳后

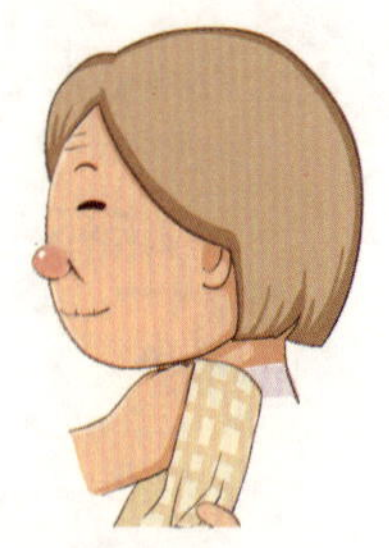

擦拭颈部

注意：擦拭颈部的时候在衣领外可以垫入一块厚毛巾，以防弄湿衣领。

3

如眼部、鼻腔内有分泌物，可选用棉花棒蘸温开水，浸湿后小心擦拭清理。

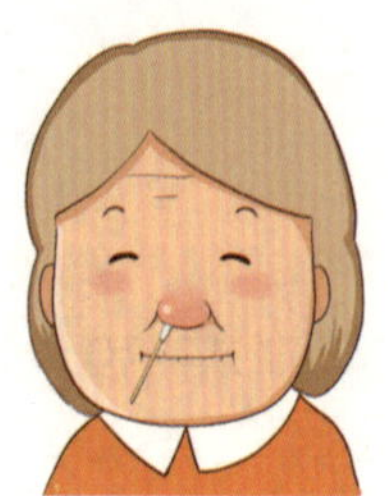

擦拭鼻部

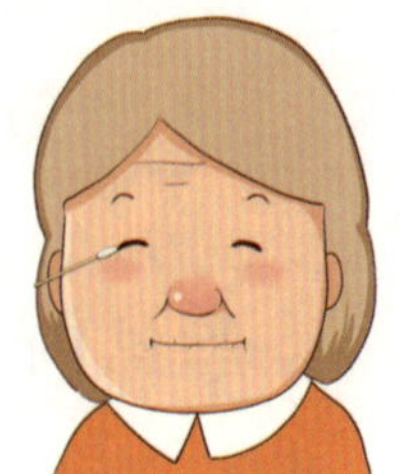

擦拭眼部

4

尊重个人习惯，必要时涂抹润肤乳以保湿。

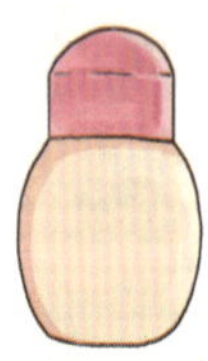

润肤乳

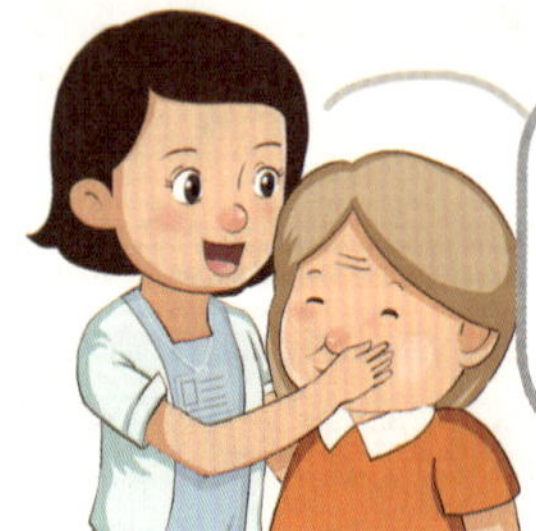

好啦！张奶奶，我们的脸洗好啦，感觉舒服吧？

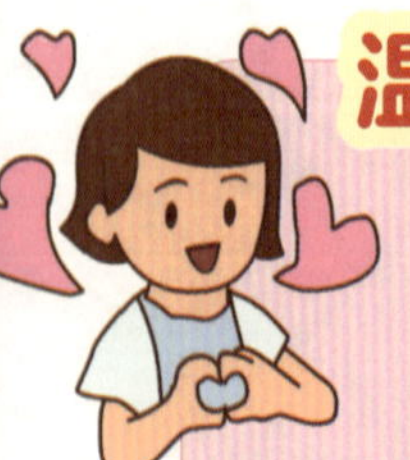

温柔的语言

在整个洗脸的过程中，每个步骤都用柔和的语气提前告知老人。比如，“张奶奶现在我们要擦眼睛啦，眼睛先闭上哦。”让老人知道护理的下一个动作是什么，可以让老人随时处于轻松配合的状态。

二、口腔护理

老年护工裴护理员给张奶奶洗完脸后，在用早饭前，还要为张奶奶清理口腔，让口腔洁净舒适，且饭后也同样需要进行口腔护理。

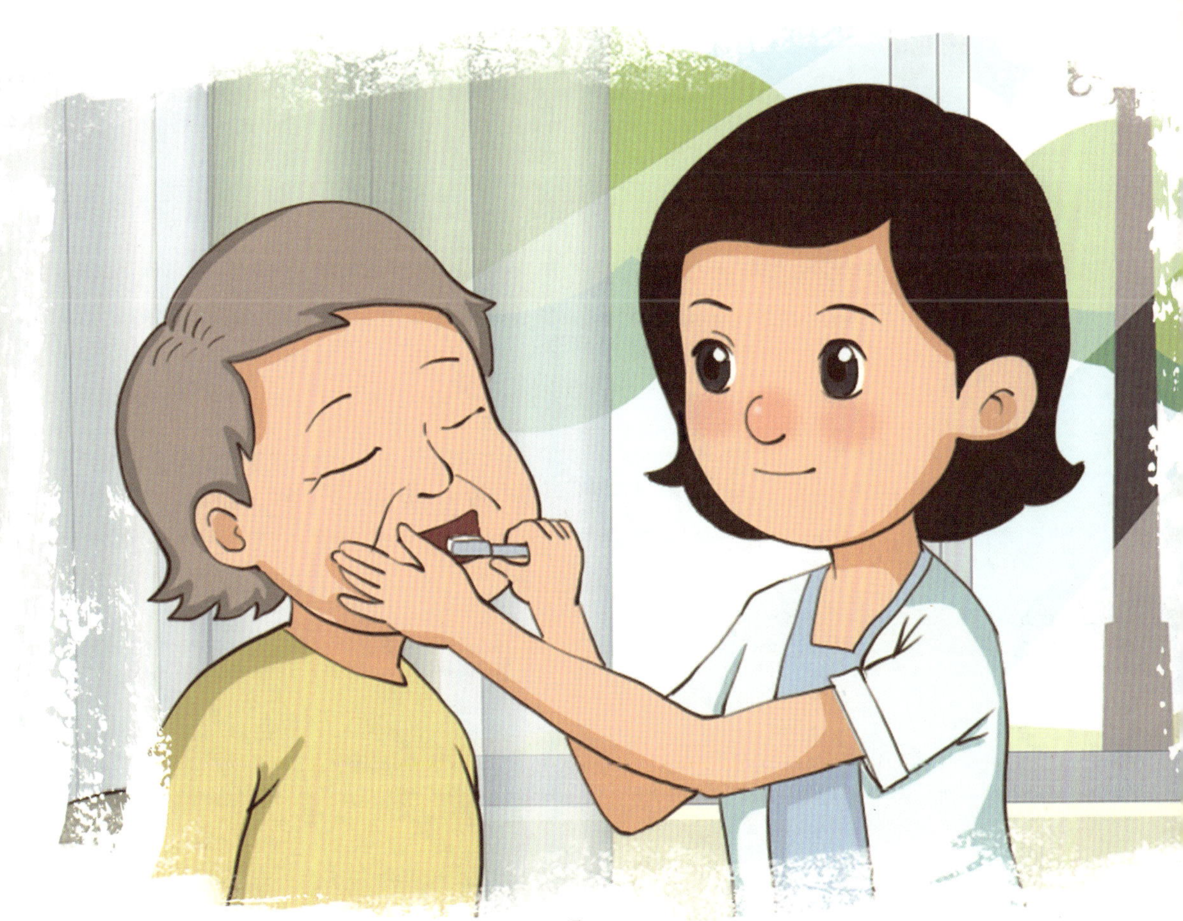

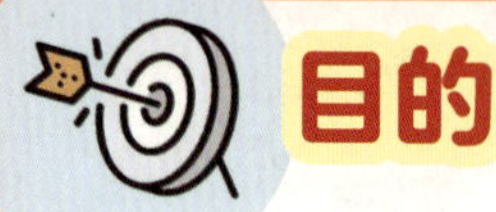

目的

口腔护理包括漱口和刷牙，目的是保持良好的口腔状态，减少异味，预防细菌在口腔内生长繁殖。

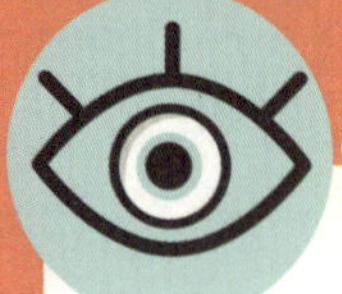

注意事项

1. 一般在晨起及餐后刷牙。

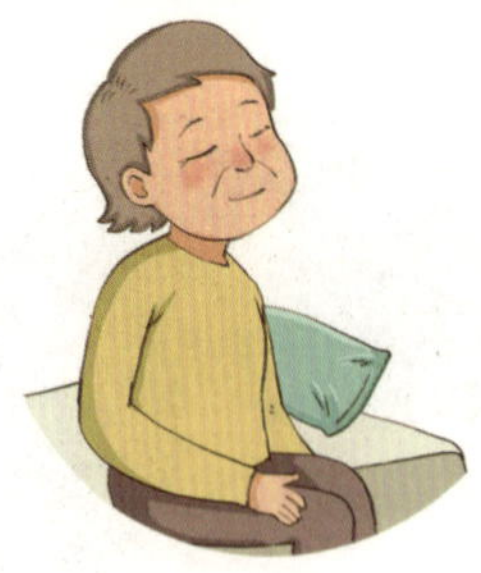

晨起

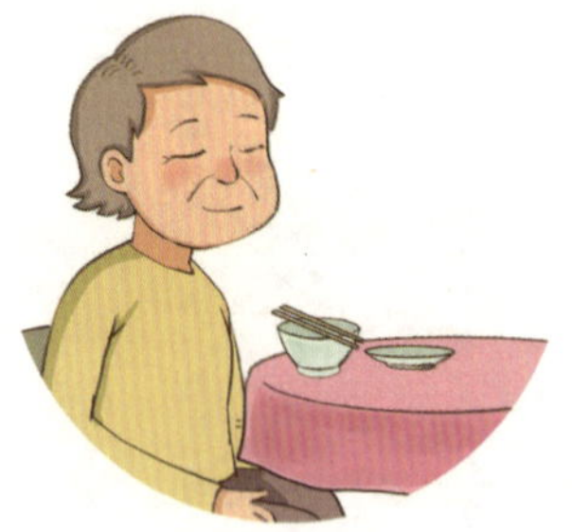

餐后

2. 使用刺激性小的牙膏，刺激性大的牙膏会对牙龈造成刺激。

准备用品

牙刷或棉花棒数支，漱口杯，弯盆或脸盆，绿茶水、柠檬水、清水或漱口水，毛巾，润唇膏，手电筒。

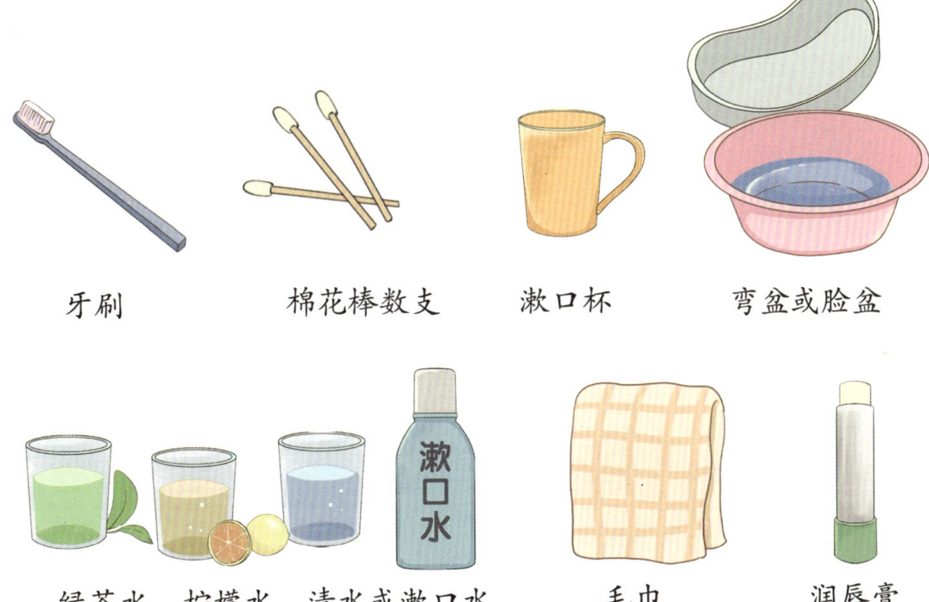

牙刷　棉花棒数支　漱口杯　弯盆或脸盆

绿茶水、柠檬水、清水或漱口水　毛巾　润唇膏

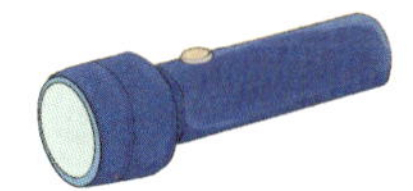

手电筒

刷牙过程

1 用手电筒检查口腔状况。

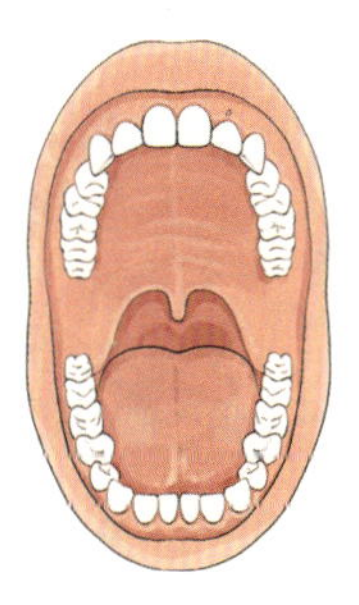

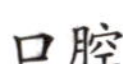

口腔

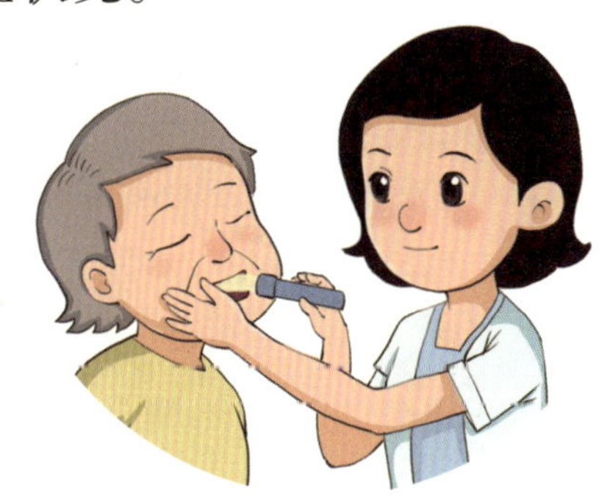

保持坐姿，或半卧位。

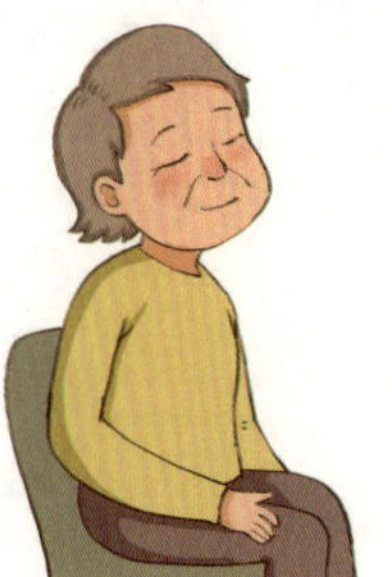

坐姿

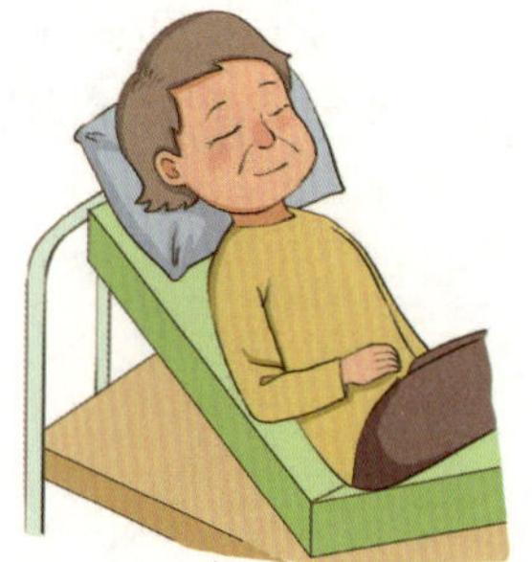

半卧位

将一干毛巾铺于患者下巴下面。

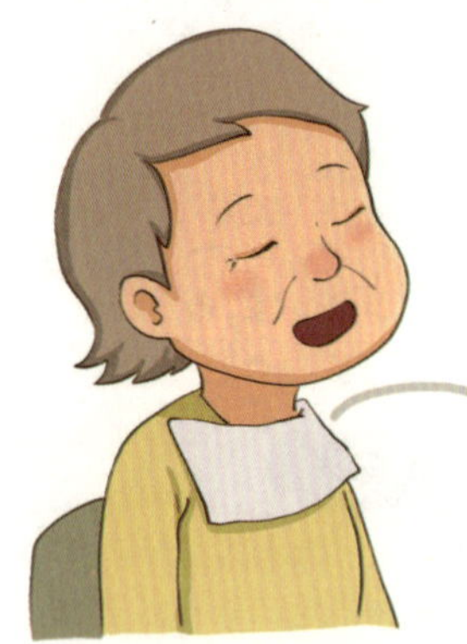

使用超软牙刷，用热水软化刷毛后刷牙。

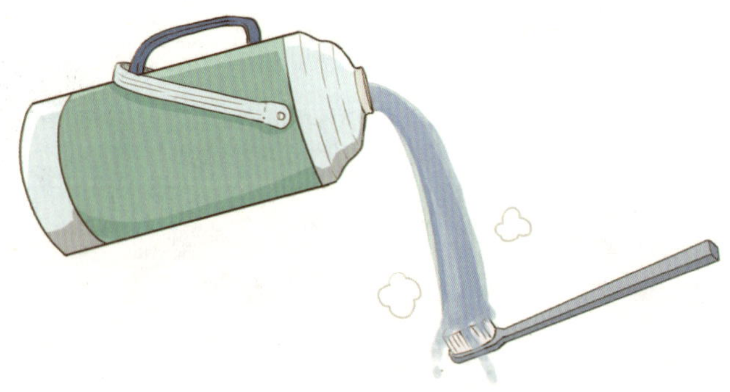

置弯盆于病人下颚面颊，接吐出的漱口水。

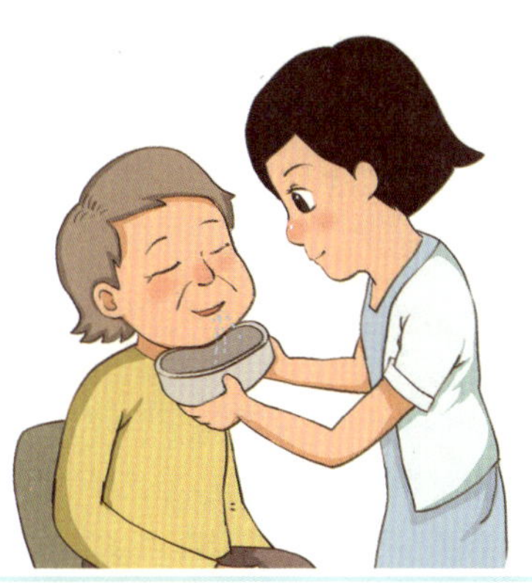

6

用棉花棒蘸取茶叶水、柠檬水、清水、稀释的双氧水等清洁口腔，包括牙齿、牙龈、舌头、上颚及两侧粘膜，再用清水清洁。

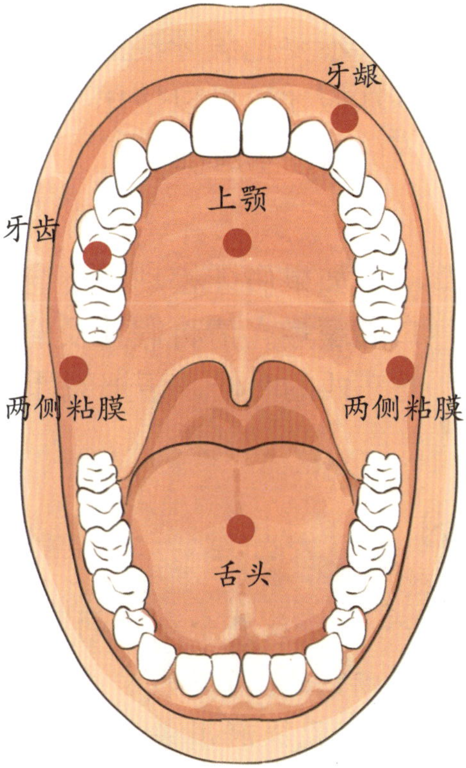

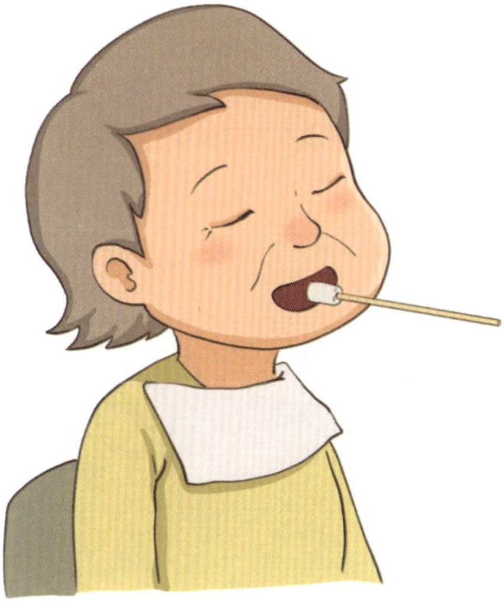

牙龈
上颚
牙齿
两侧粘膜
两侧粘膜
舌头

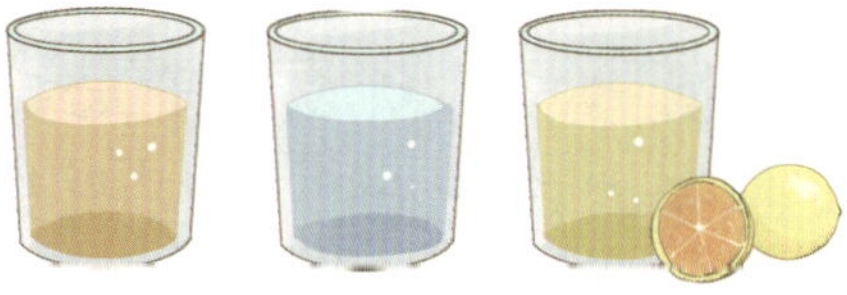

茶叶水、柠檬水、清水、稀释的双氧水

7 外涂润唇膏保持唇部湿润。

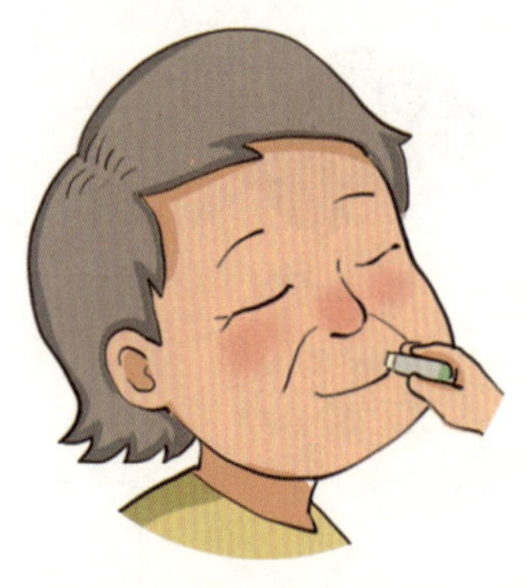

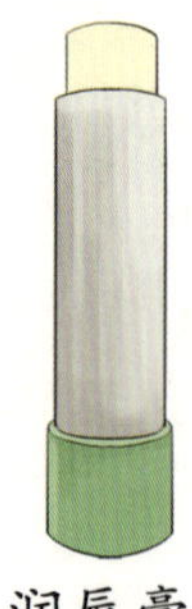

润唇膏

小贴士

不可以用很热的水清洁假牙，这样会使牙套变形。

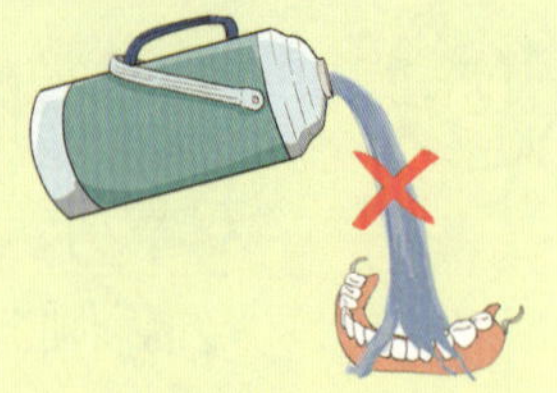

不要把假牙浸泡在漂白剂里，以免损坏假牙，可以使用市场上专供假牙浸泡的液体来浸泡。

如果假牙松动或不合适可能会引起口腔糜烂，请将假牙及时修整好，在不吃东西的时候，请把假牙取下。

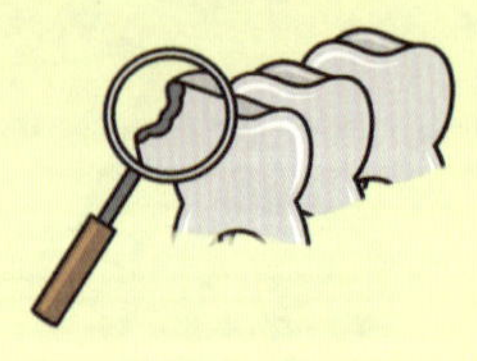

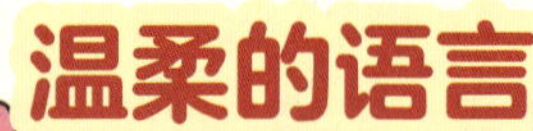

温柔的语言

在整个刷牙的过程中，老人会比较紧张，担心牙刷会弄伤他的嘴巴，产生恐惧心理。所以一开始每个步骤提前用柔和的语气告知老人。比如，“王奶奶我们现在要刷上面的牙齿喽，慢慢地刷干净。上面刷完我们再刷下面的牙齿哦”。

三、修剪指（趾）甲

老年护工裴护理员给张奶奶清洗完脸后，检查了张奶奶的指甲。“张奶奶你已经很久没有剪指甲了哦，现在我们洗完脸可以给你把指甲剪一剪，这样你的手指会很舒服的。”于是裴护理员打开自己的卫生小箱，熟练地观察张奶奶的手，准备给张奶奶剪指甲。

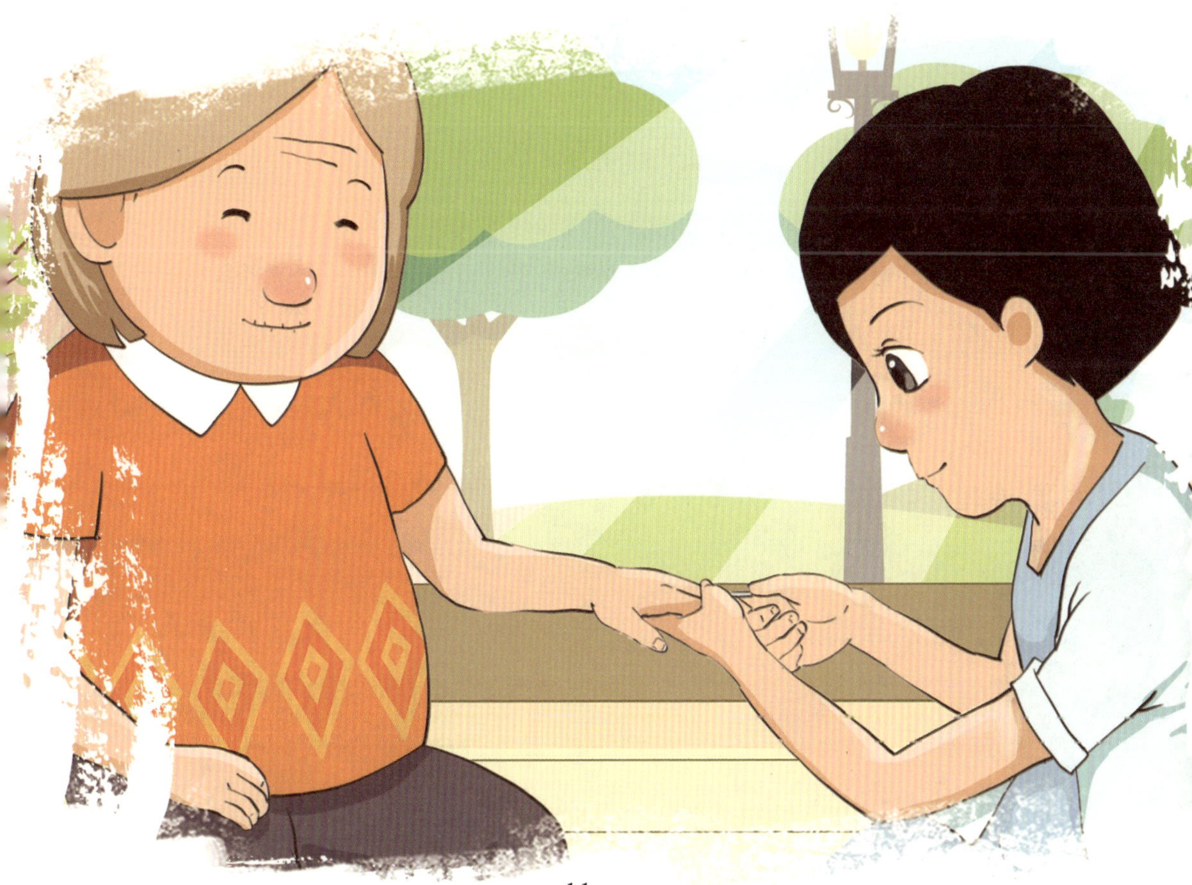

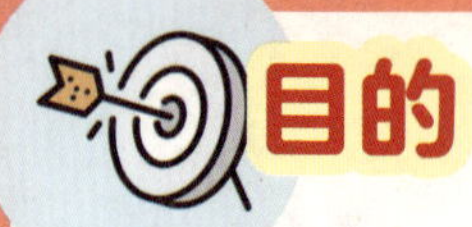

目的

使患者指（趾）甲清洁，感觉舒适。

注意事项

如果患者有明显的手足皮肤病，照顾者可戴乳胶手套。

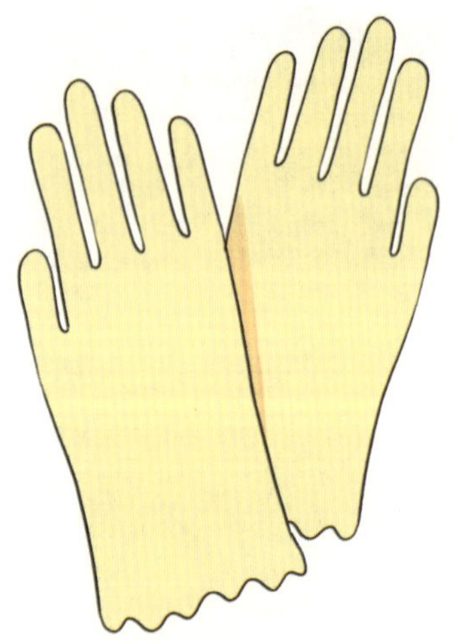

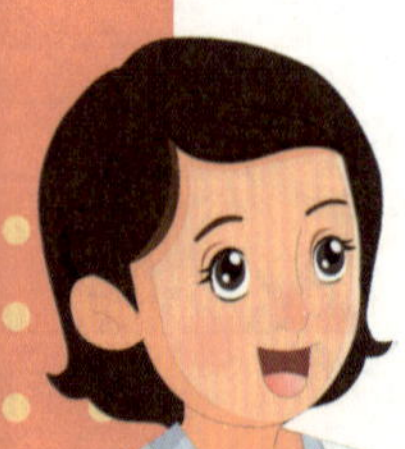

准备用品

准备一个指甲钳、一个脸盆、一条擦手巾、洗手液或香皂。

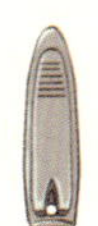

指甲钳

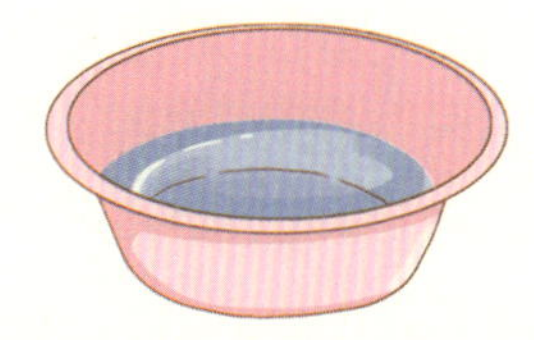

脸盆

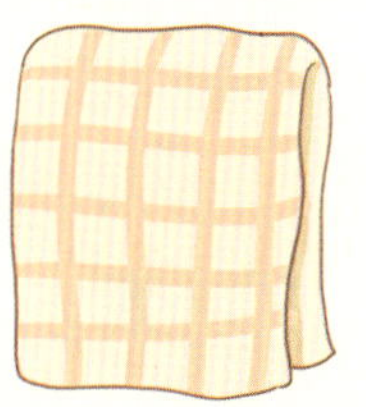

长毛巾

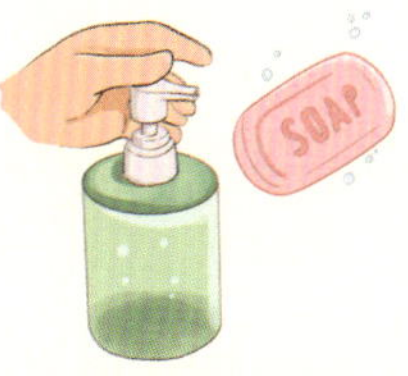

洗手液或香皂

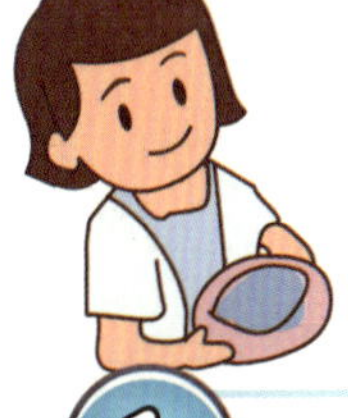

剪指（趾）甲过程

1 脸盆内注入温水，水温控制在 39 ~ 42 摄氏度之间。（或在自己手掌内侧测试，不冷不烫。）

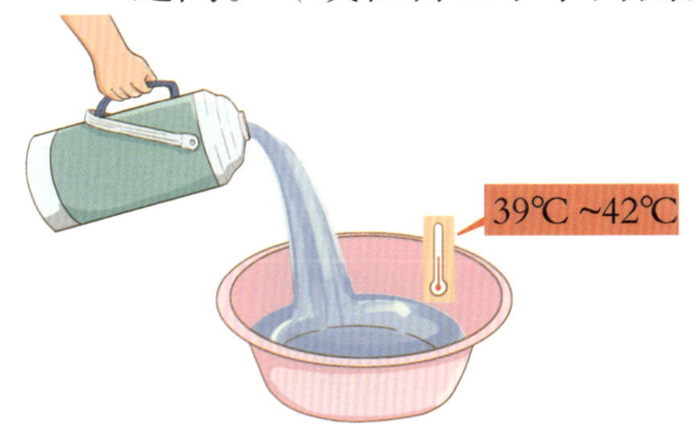

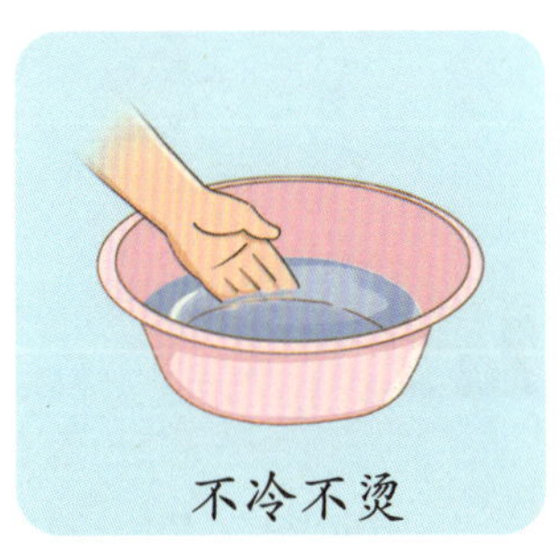

不冷不烫

2 将手浸入温水中互相搓洗，注意指缝和手腕部的清洁。

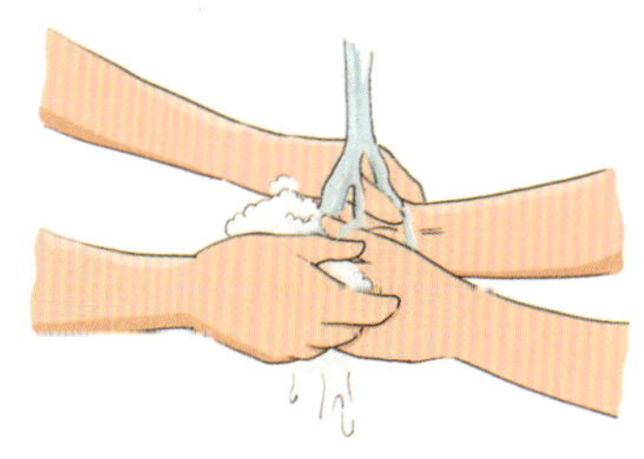

指缝

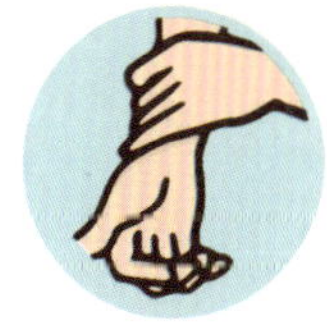

手腕

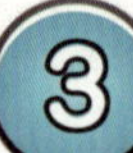

必要时使用洗手液或香皂清洗。

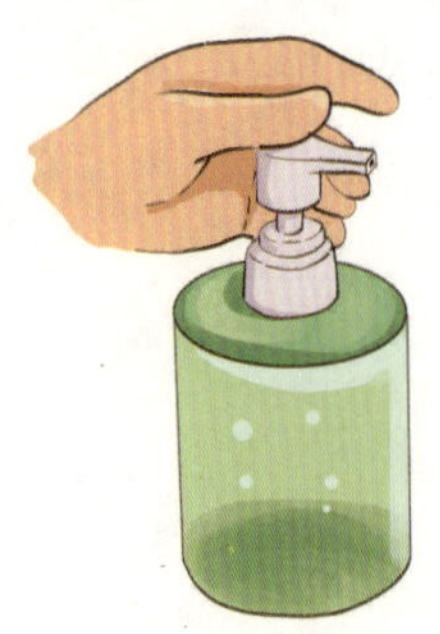

洗手液

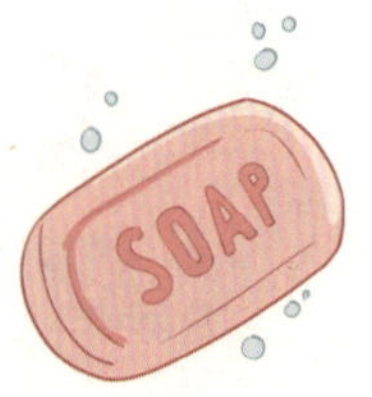

香皂

用擦手巾擦干，必要时外涂护手霜。

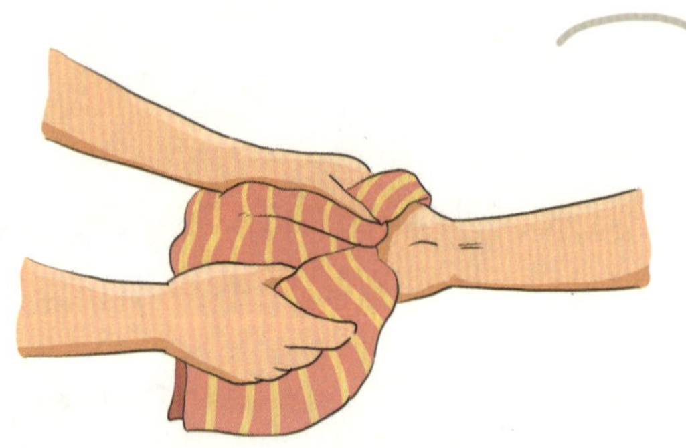

好啦！张奶奶我们的手洗完啦，感觉舒服吧！接下来开始剪指甲喽！

小贴士

剪指（趾）甲需要“三心”。

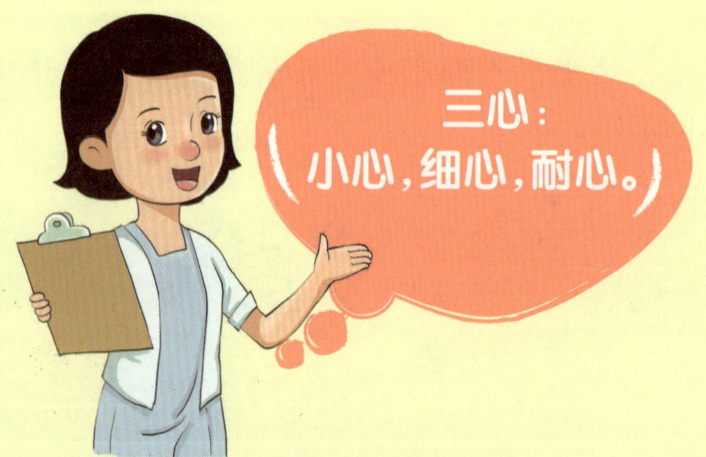

5

剪指（趾）甲前应先洗手（脚），既软化指（趾）甲同时又防止细菌感染。

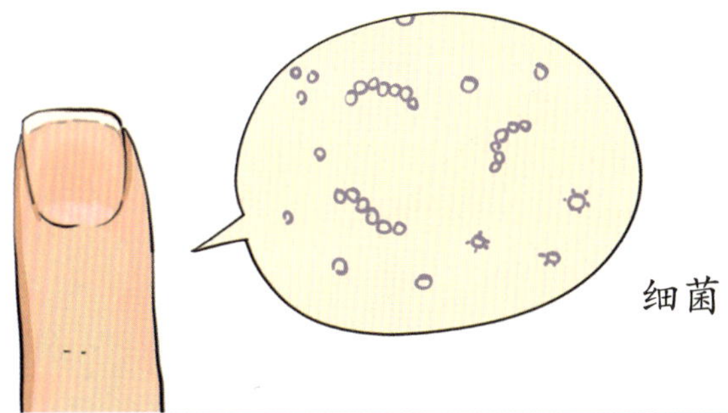

6

剪的时候，先剪中间，再剪两边，边角不能剪得过深，同时指（趾）甲不能剪秃了，应适当留一些。

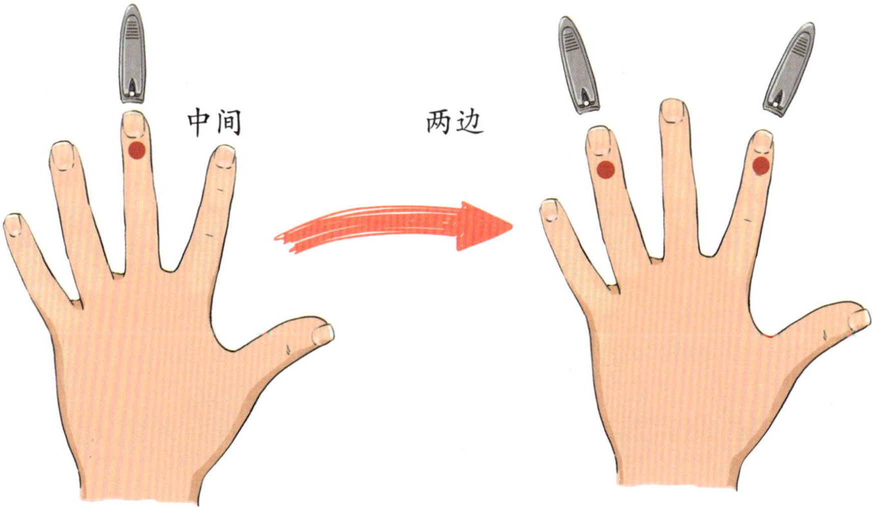

中间

两边

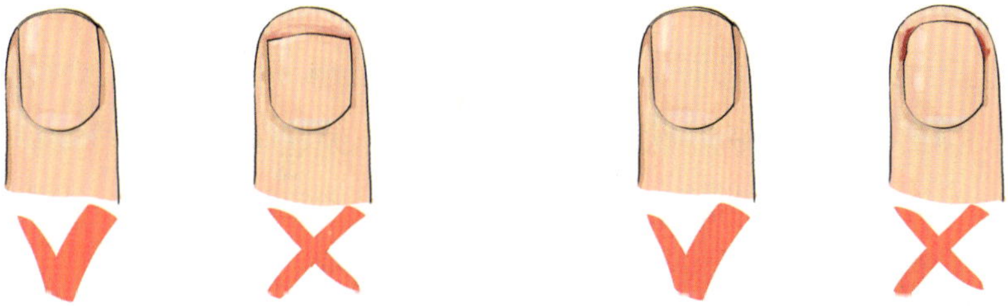

不能过深

不能剪秃

剪完之后，需要用指甲锉修一修边缘，修掉毛刺，让指(趾)甲更圆滑，以免不慎抓伤自己的皮肤。

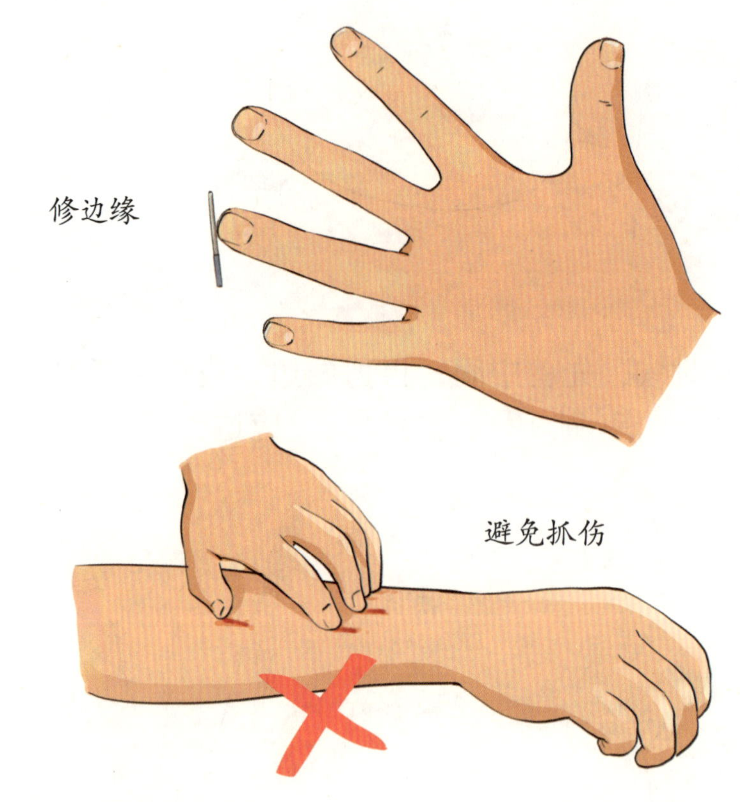

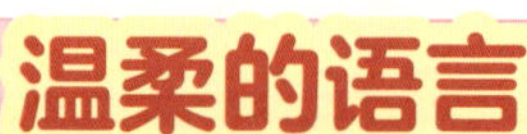

温柔的语言

在整个剪指（趾）甲的过程中，老人会比较紧张，担心指甲刀会剪到肉，产生恐惧心理；所以一开始每个步骤提前用柔和的语气提前告知老人；比如：“王奶奶我们要剪大拇指（趾）喽我会很慢很慢的剪指甲，一点一点的剪；我们把指甲的脏东西一点点清理掉。“同时可以说一些话题转移老人的注意力。比如问下昨天看过电视吗；或一些其他话题让老人心情放松。

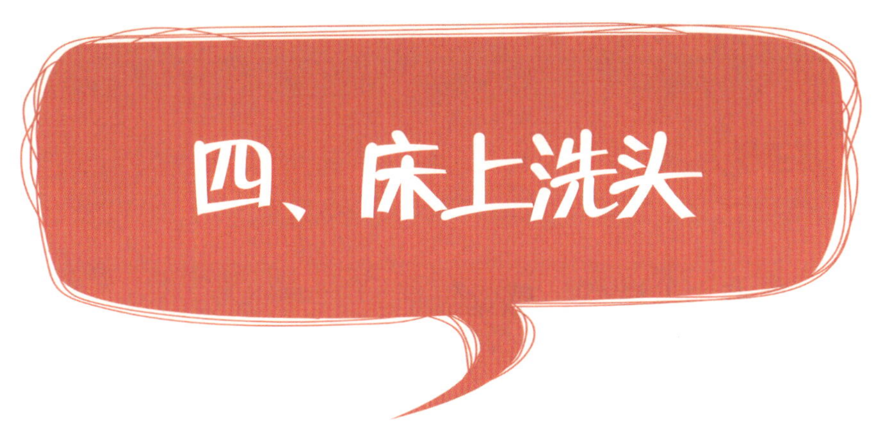

四、床上洗头

老年护工裴护理员观察到张奶奶的头发有点油腻了，感觉应该洗一下，这样可以清清爽爽，干干净净。

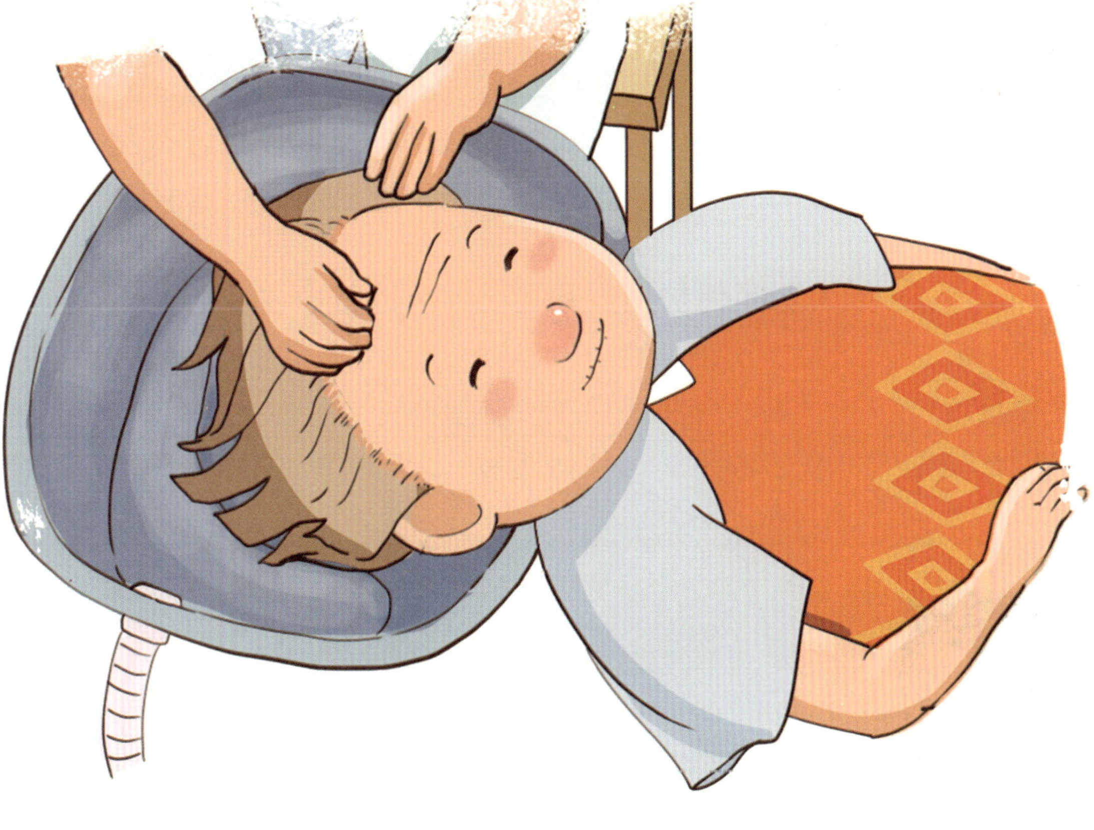

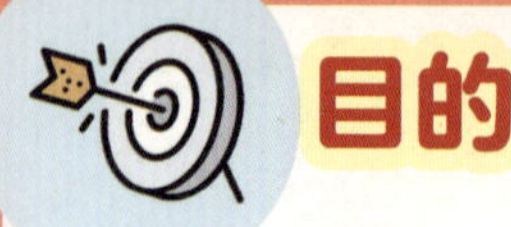

目的

使患者头发清洁，感觉舒适。

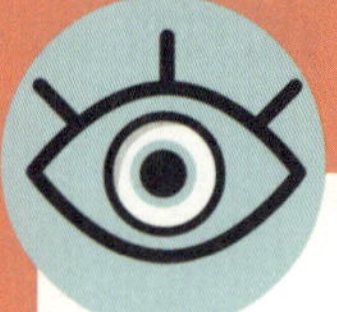

注意事项

1. 使用的洗护用品必须避免让病人感到不适，防止再度伤害。

2. 当头颈部有伤口的时候，不可以使用含有化学成分的洗发用品，可以使用中性皂液。

3. 为了保护病人和自己，可以戴橡皮手套。

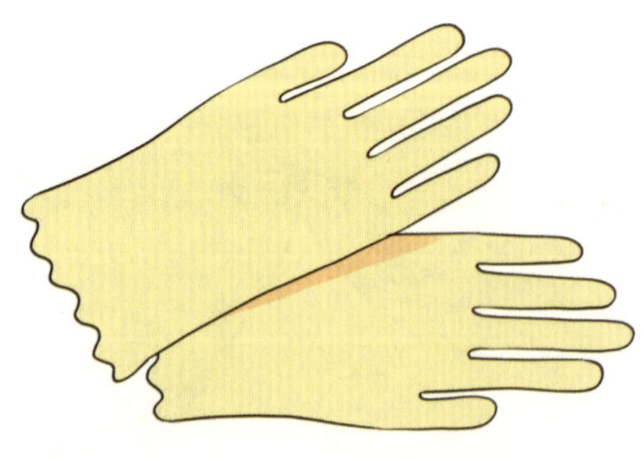

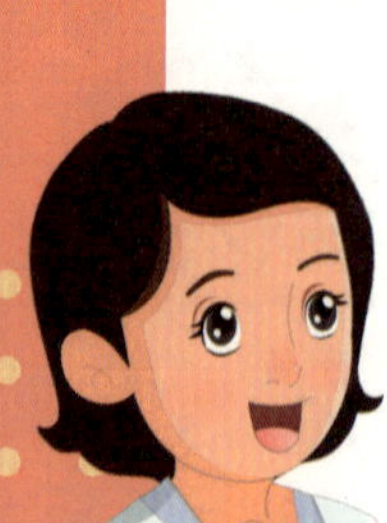

准备用品

长方形毛巾、防水垫、洗头槽、脸盆、纸巾、洗发水、吹风机、塑料瓶（瓶盖需扎洞）。

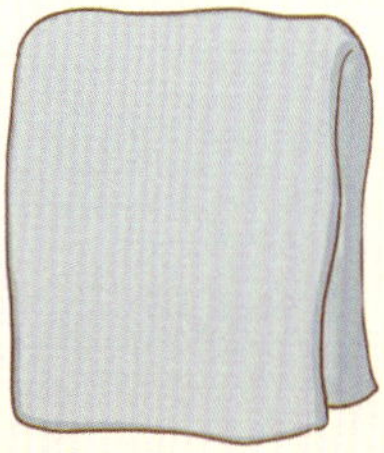

长方形毛巾

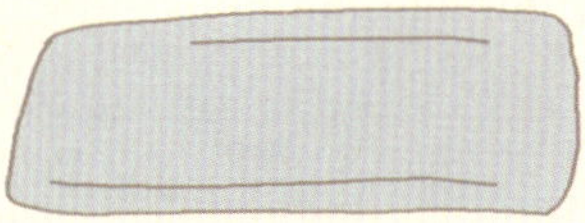

防水垫

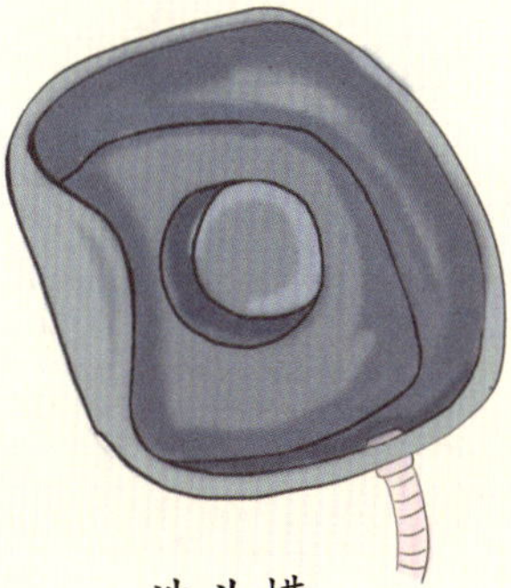

洗头槽

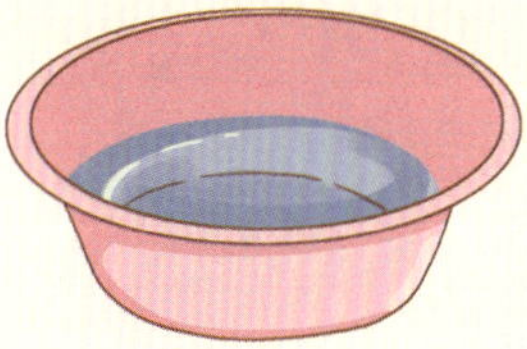

脸盆

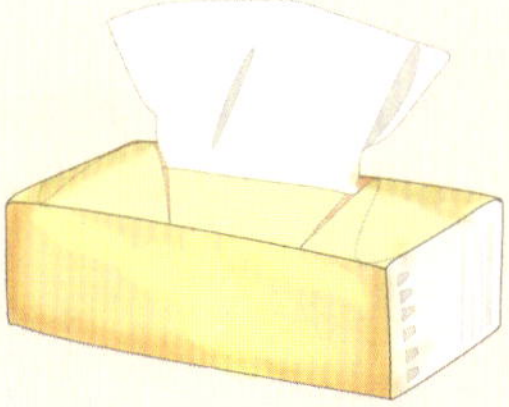

纸巾

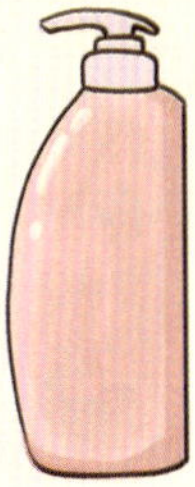

洗发水

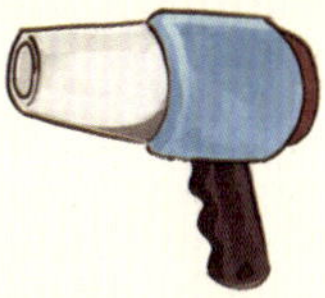

吹风机

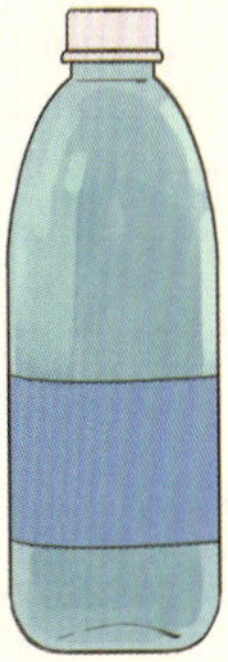

塑料瓶

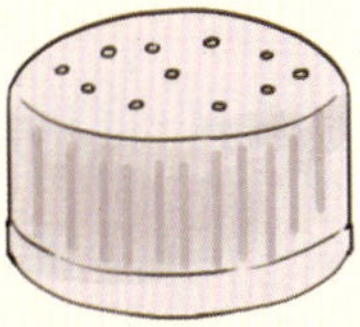

在空矿泉水瓶或可乐瓶的瓶盖上打上小洞（可以用烧烫的缝被子针扎数个针眼）

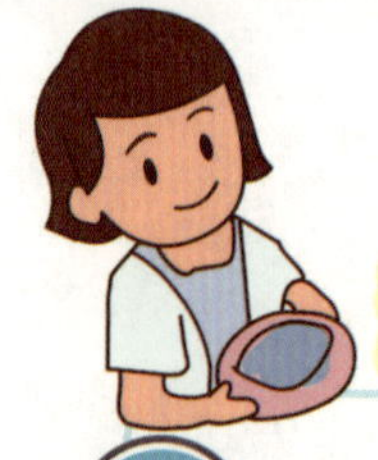

洗头过程

1

首先在病人的颈部和肩部位置垫一条长方形毛巾，以防污水溅湿衣物及床单。

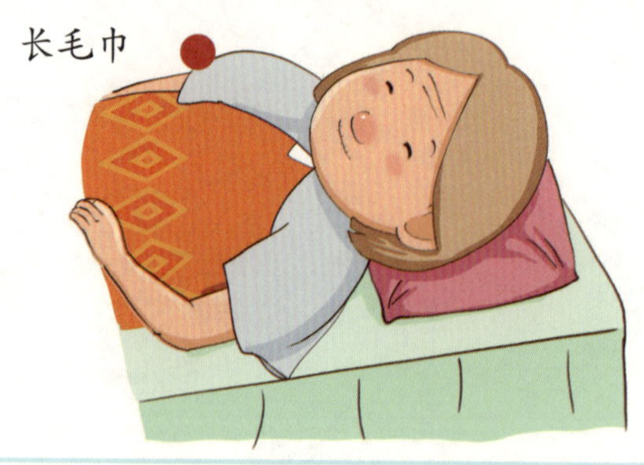

2

用塑料袋包裹一小枕头放置在病人的颈部作为支撑。

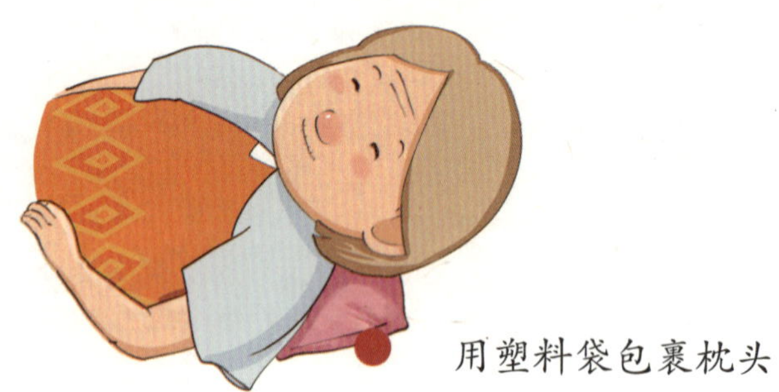

3

在患者的头下放置洗头槽，将位置调整到舒适，水槽下铺上防水垫以免弄湿床。

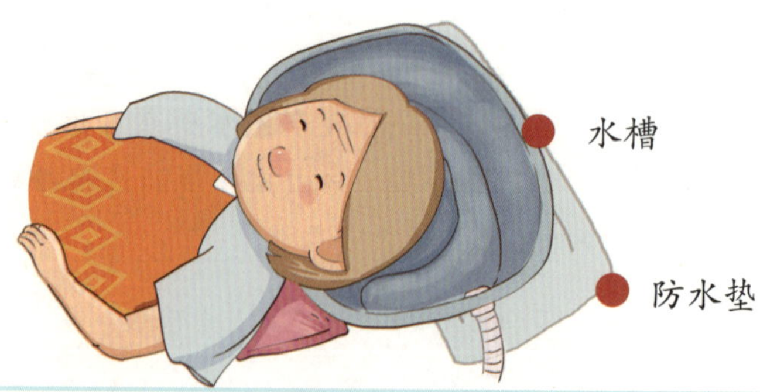

4 耳朵中塞上纸巾或使用一次性耳套防止进水。

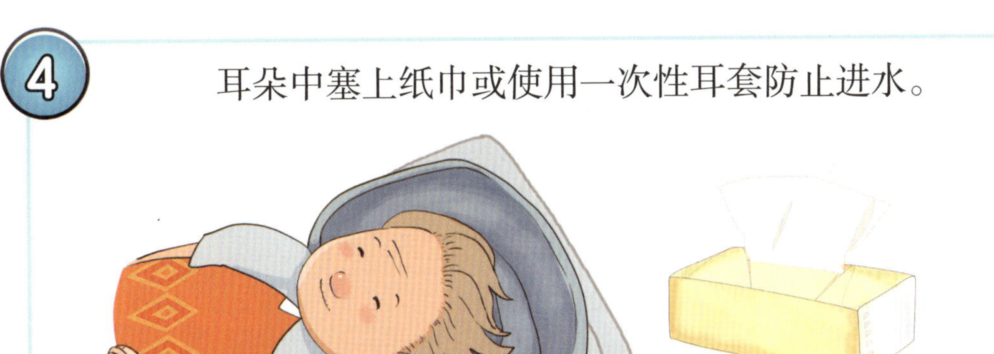

5 接上污水桶。

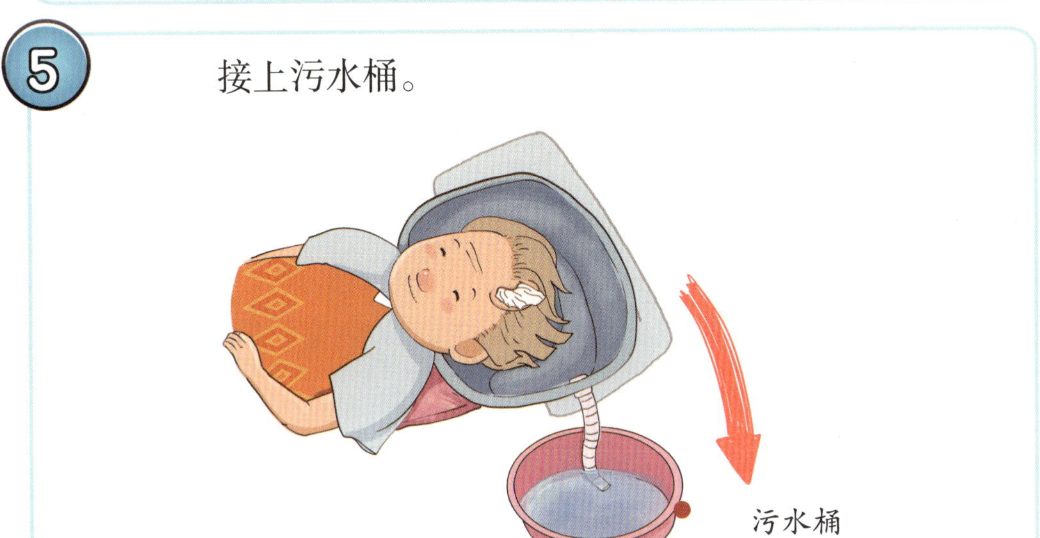

6 准备好洗发水或中性皂液、干毛巾、吹风机以及高度合适的工作坐凳。

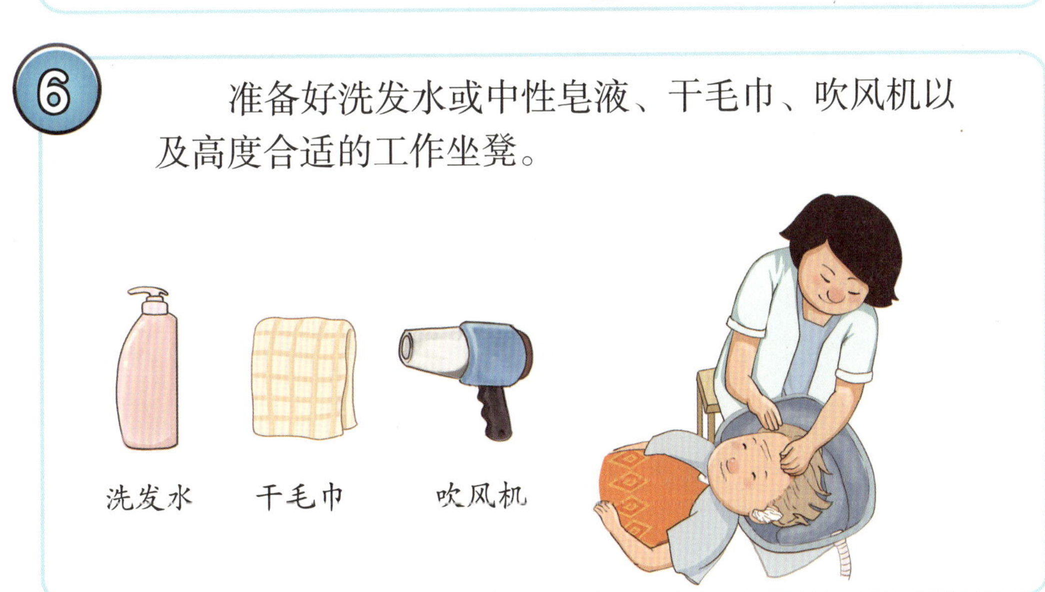

7

用塑料瓶里的少量温水打湿患者头发，将塑料瓶灌上温水，水温控制在 39 到 42 摄氏度之间，约 2000 毫升。

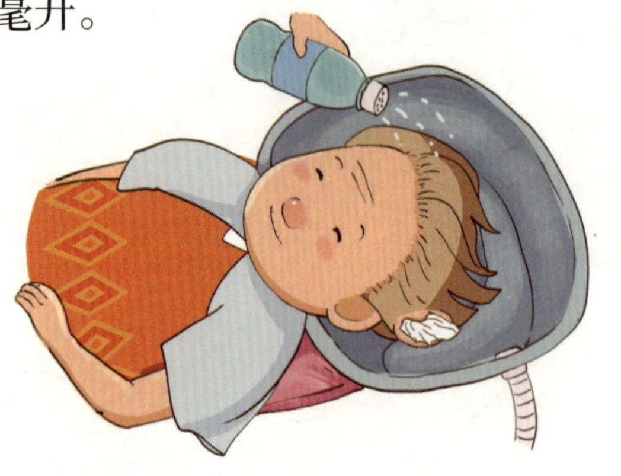

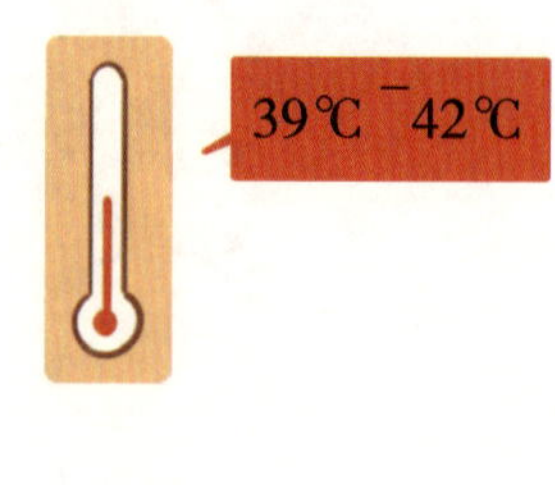

8

使用少许洗发精在自己手掌中搓揉出泡沫，涂抹在患者的头发上。

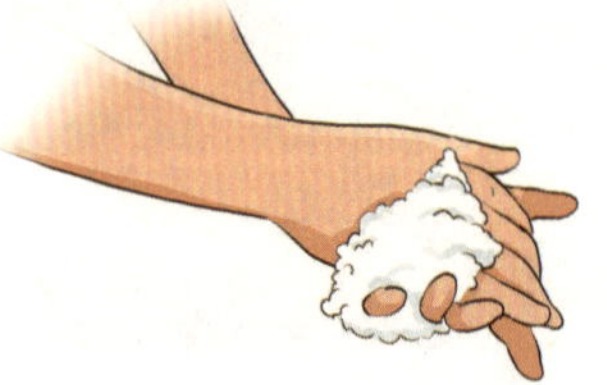

9

用指腹由发际线向头顶部按摩头部皮肤，避免抓伤头皮。

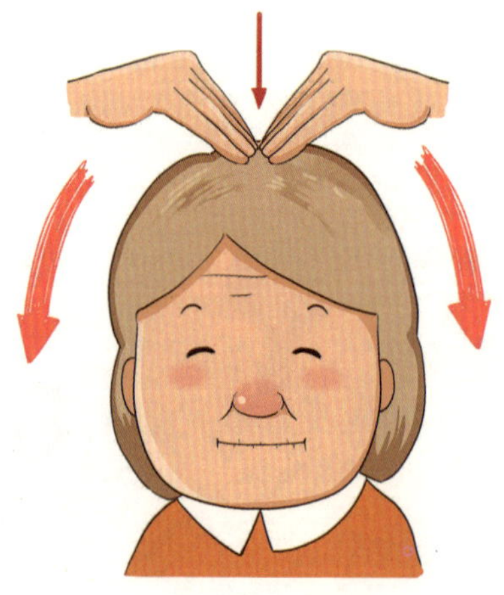

10 用塑料瓶里的温水将头发冲洗干净，如果头发较脏，重复上述步骤直至洗干净为止。

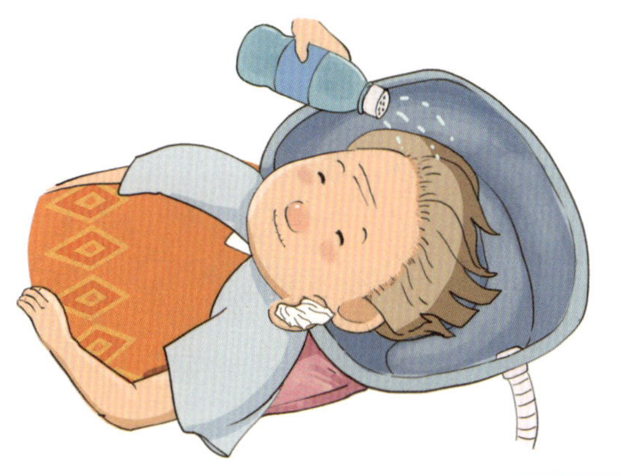

11 用垫在的病人颈部的毛巾包裹洗好的头发并擦干。

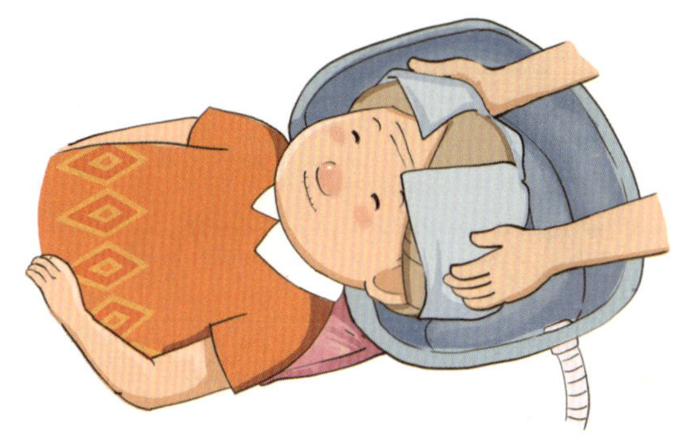

12 使用吹风机吹头发时，要用照护者的手挡在病人头发与吹风机之间，以免热风烫伤病人的头皮。

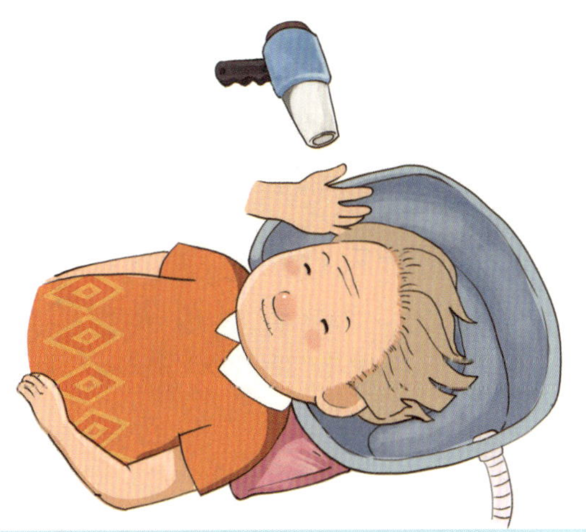

取出垫在颈部的枕头，并将头部下方的床铺等用吹风机一并吹干，然后用梳子除去落发，置于纸袋中，最后收拾物品。

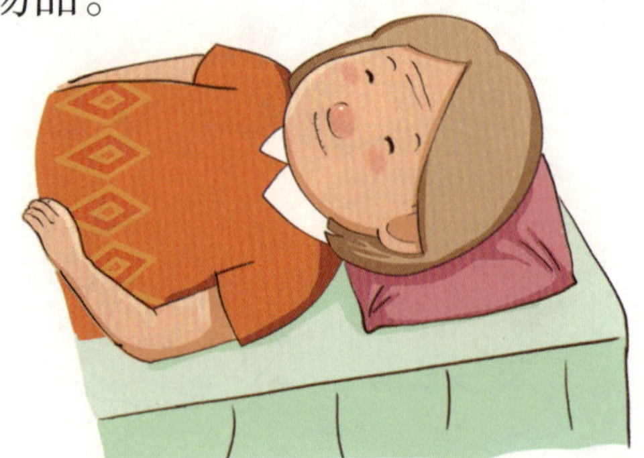

小贴士

洗发过程中应注意观察老年人的反应，如有异常应立即停止洗发。

冬季给老年人洗发时应注意保暖。

注意调节水温，及时擦干头发，避免老年人着凉。

洗发时间不宜过长，以免老年人疲劳。

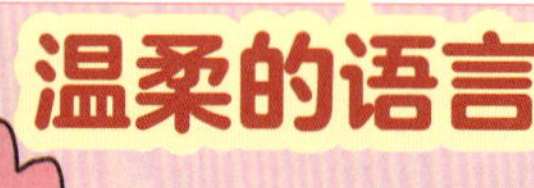

温柔的语言

在整个洗发的过程中，老人会比较紧张，担心水进眼睛或者鼻子，还有耳朵里，所以我们可以和老人沟通，每次冲水提前用柔和的语气提前告知老人。比如：“王奶奶我要冲水啦，眼睛可以闭起来。放心吧，我会一点点冲水，不会弄到眼睛的哦。”

五、助浴

天气炎热，老年护工赵护理员计划帮助高龄的王爷爷洗一洗澡。经过一番评估后，确定了王爷爷各项指标符合洗澡助浴的条件。

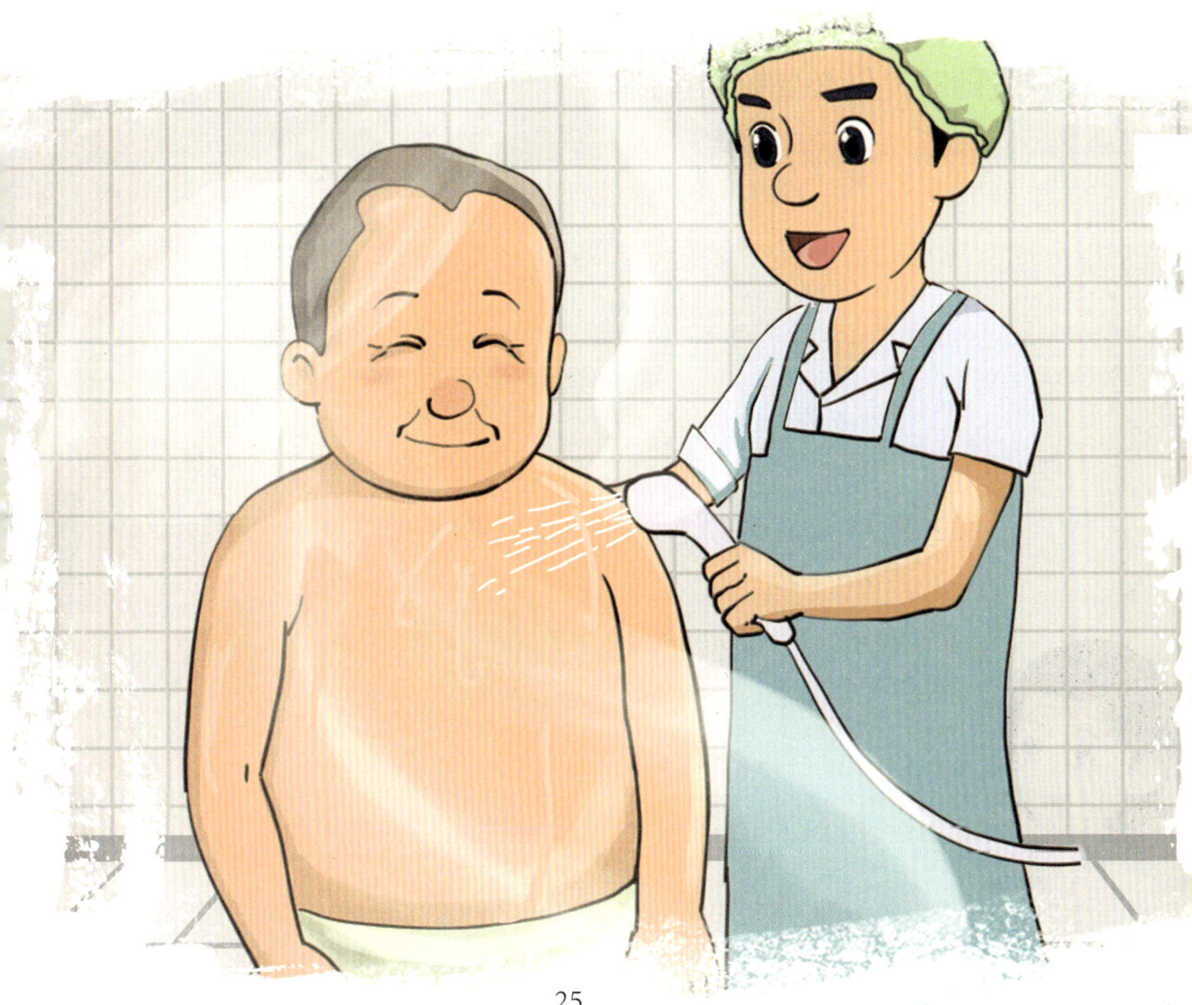

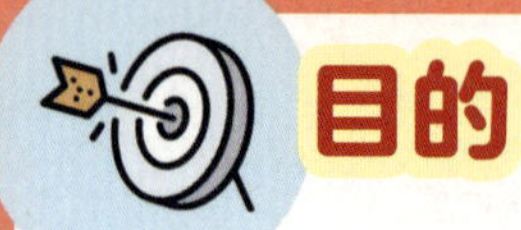

目的

使患者身体清洁，感觉舒适。

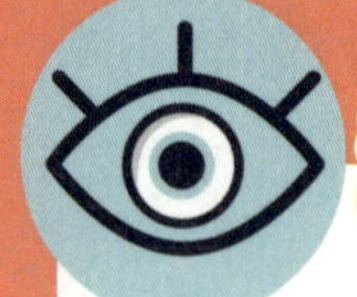

注意事项

1. 注意保暖，淋浴时不关闭浴室门，以便照顾者随时提供必要帮助。

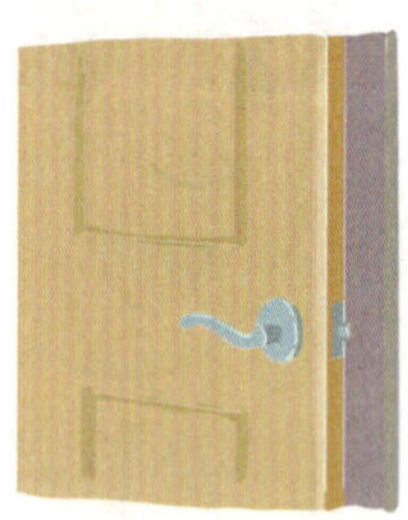

开着门缝

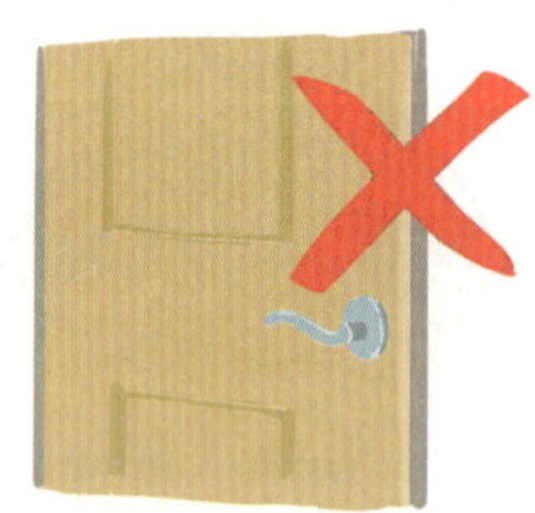

关门

2. 助浴人员必须着装整齐，头发整洁，无长指甲。

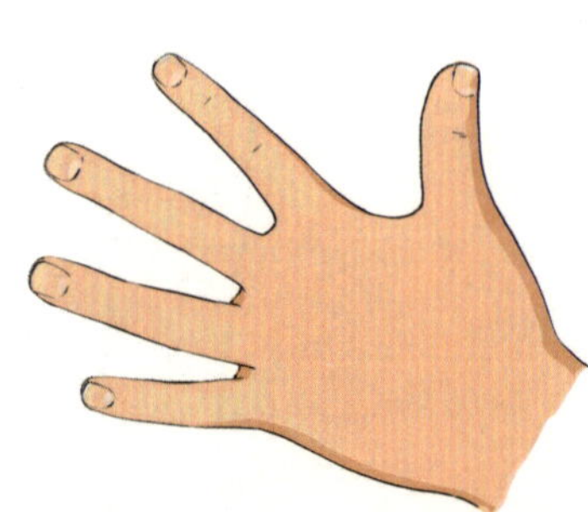

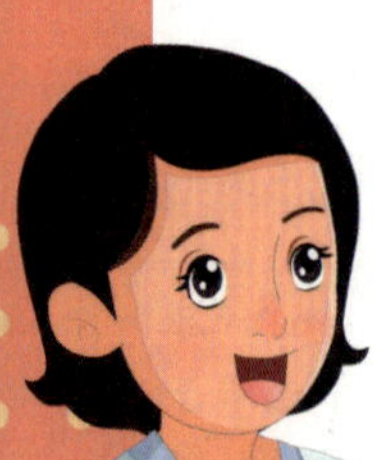

准备用品

洗发水、护发素、沐浴液、自用毛巾、自用换洗衣服、助浴手套。

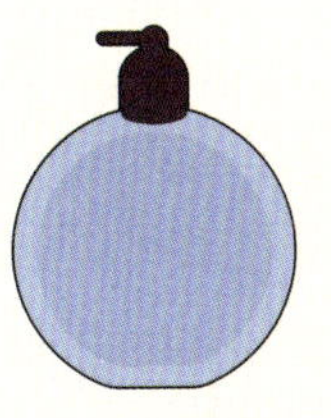

洗发水

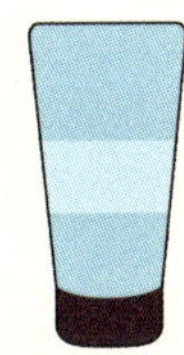

护发素

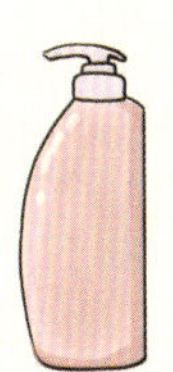

沐浴液

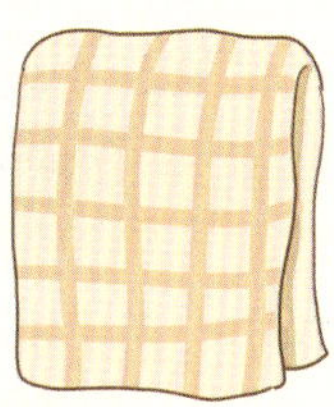

毛巾

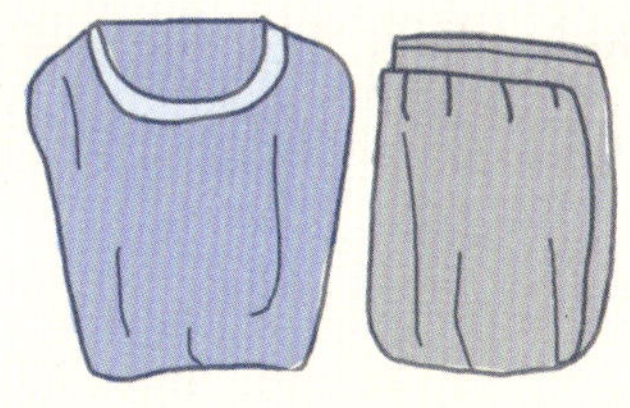

换洗衣服

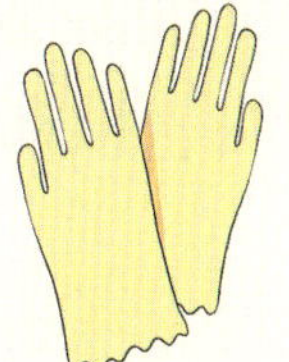

助浴手套

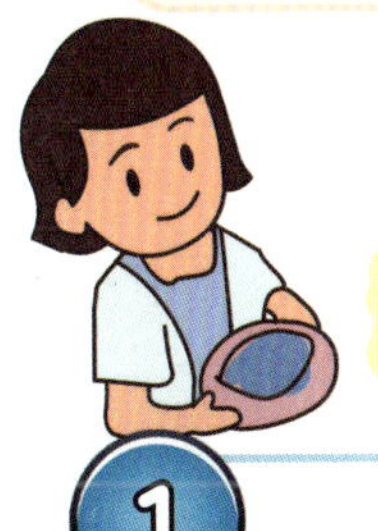

洗浴过程

1 在浴室内放置一个淋浴凳或者在淋浴区靠墙设置可折叠的座椅。

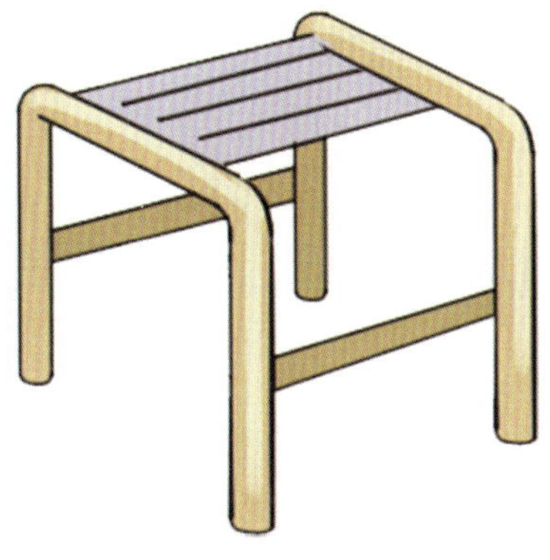

座椅

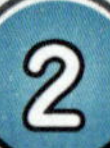

检查淋浴区域地面是否铺设防滑垫，墙壁上应装有防滑扶手。

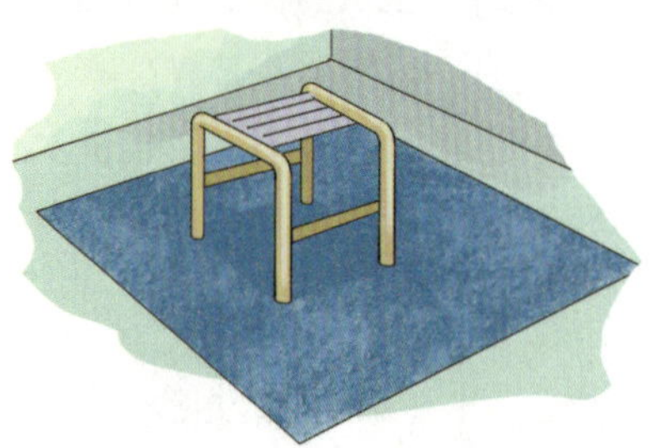

防滑垫

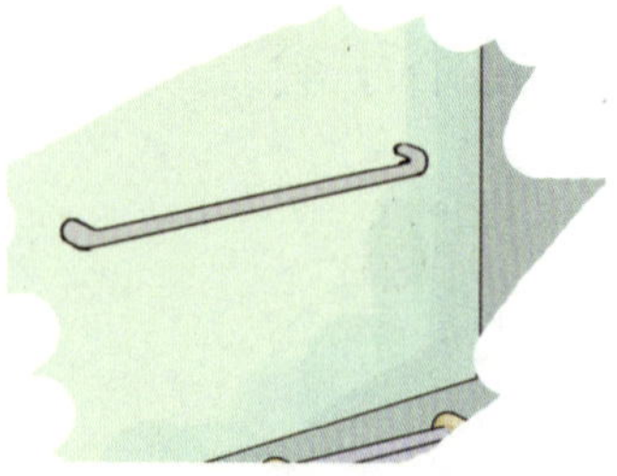

防滑扶手

如有条件，可将水龙头调换为红外线感应恒温龙头，以防水温忽冷忽热。

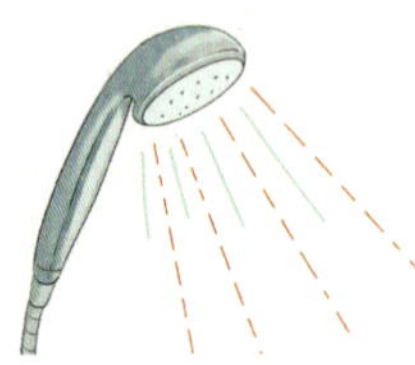

恒温龙头红外线感应

小贴士

患者以首选淋浴为主，如果可以自己淋浴，则浴室首先要进行一些整改；若无法自己洗浴，则协助床上擦浴。

老人洗浴时间不可过长，水温不可过高，以免发生头晕等不适应症状。

洗浴时应注意观察老人反应，避免造成不适。洗头、洗脸时应注意对老人眼睛、耳朵的保护，防止进水。

对于部分老人，可先鼓励其自行清洗，再进行协助。应注意保护老人隐私及尊严，控制洗浴时间。

助浴应符合一定顺序，一般先洗头，再洗脸，然后按照耳后、颈部、双上肢、胸部、腹部、背腹部、会阴部、双下肢、双足的顺序依次清洗。

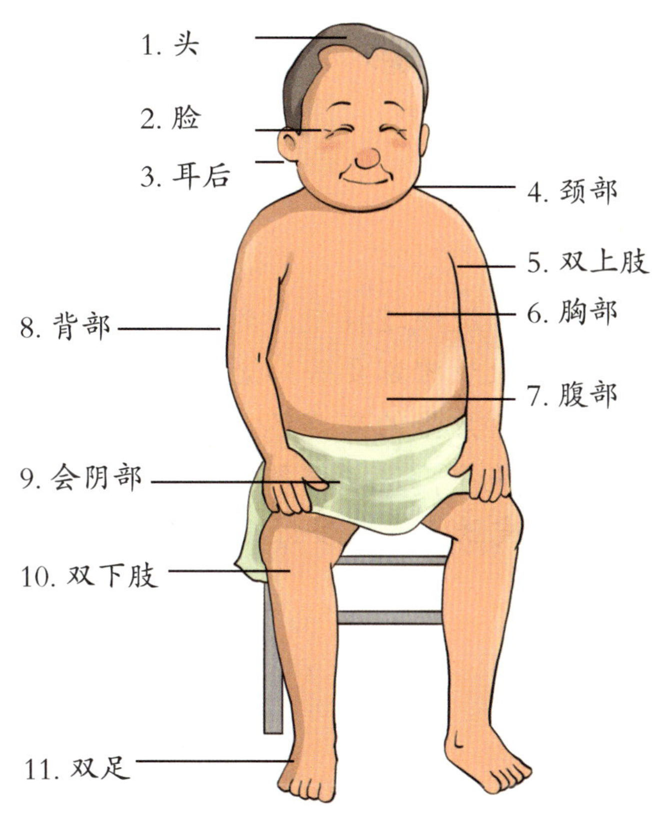

5

洗浴后尽快帮助老人擦干头发和身体，应根据一定顺序进行操作，一般遵循由上到下的顺序。（洗浴结束后用毛巾迅速擦干老人面部及头发，用浴巾包裹老年人身体。协助老人更换清洁衣裤。）

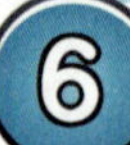

建议老人洗浴后进行适度饮水。

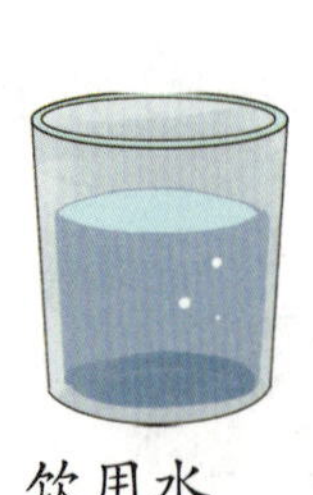

饮用水

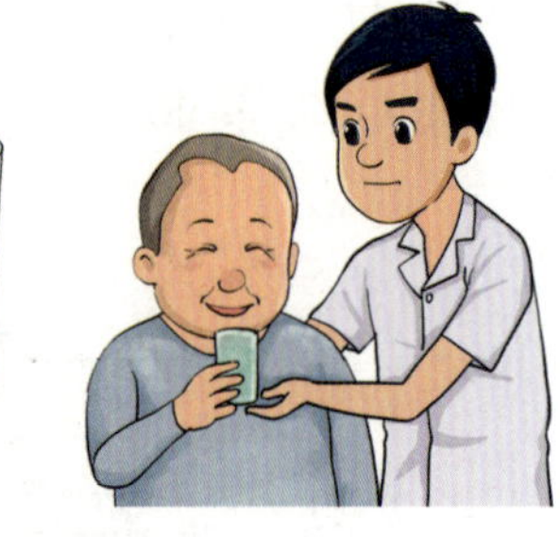

温柔的语言

在整个洗澡过程中，老人心里会比较紧张，所以每个洗澡步骤都要告知老人；语言柔和耐心是帮助老人消除紧张的重要环节；比如“王爷爷我们洗洗背；洗洗手，洗洗胳膊……”“洗得干干净净，香喷喷，皮肤滑溜溜多舒服。”

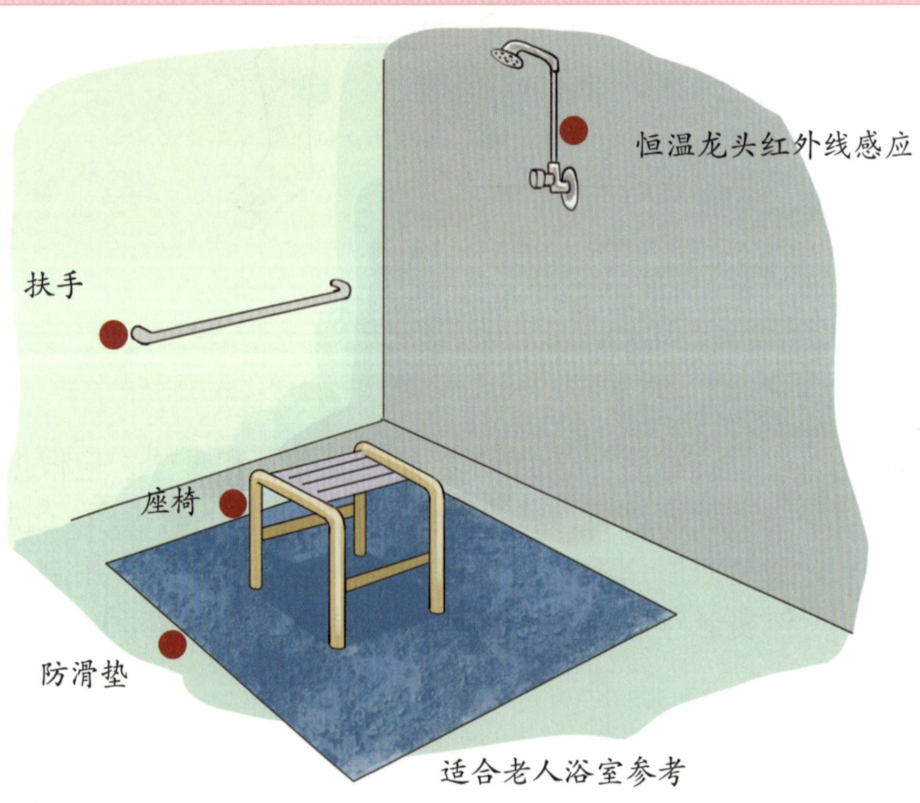

适合老人浴室参考

助浴应急措施

老年人由于机体老化，身心功能减退，平衡、感觉、应激反应减退，或有的体质较弱、患有多种老年性疾病，洗澡时难免存在安全问题。助浴对象大多是失能、半失能老年人，此类老年人大多有基础疾病，助浴时容易出现脸色发白、心里不舒服、呼吸困难、脸色发紫、昏厥、滑倒、呕吐、心脑疾病突发等症状。

脸色发白、心里不舒服

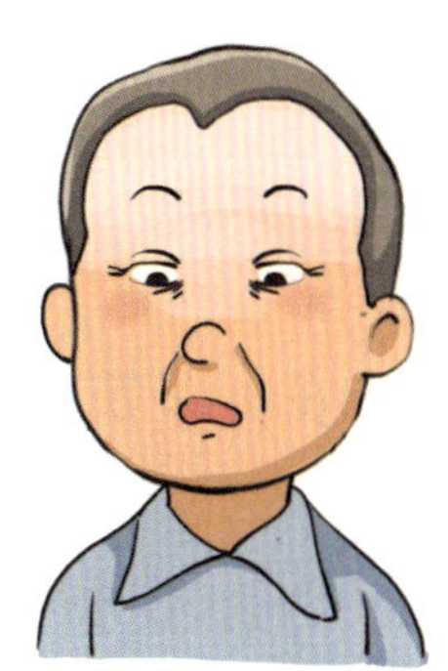

（1）立即停止助浴，搀扶老年人（披好衣物）坐下休息；

（2）适当开窗通风或搀扶老年人到空气流通处；

（3）倒水给老年人，观察情况；

（4）如老年人情况没有好转并加重，应立即组 织救护，并通知家属或监护人。

（5）拨打 120 送医院。

呼吸困难、脸色发紫

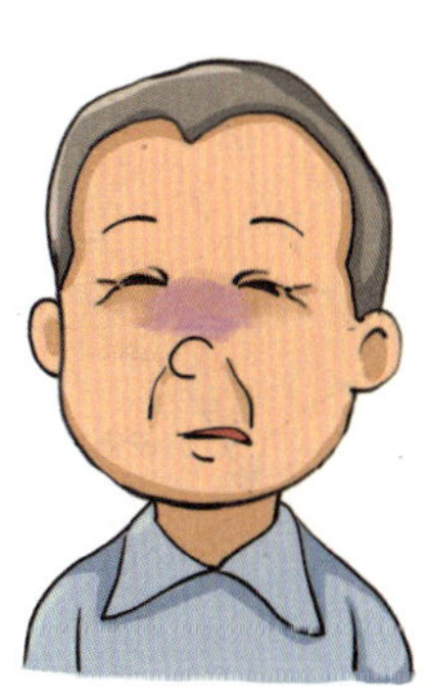

（1）立即停止助浴，搀扶老年人（披好衣物）坐下休息；

（2）适当开窗通风或搀扶老年人到空气流通处；

（3）医务人员立即给老年人接氧气机吸氧，并进行生命体征监测。

（4）拨打 120 送医院。

昏厥

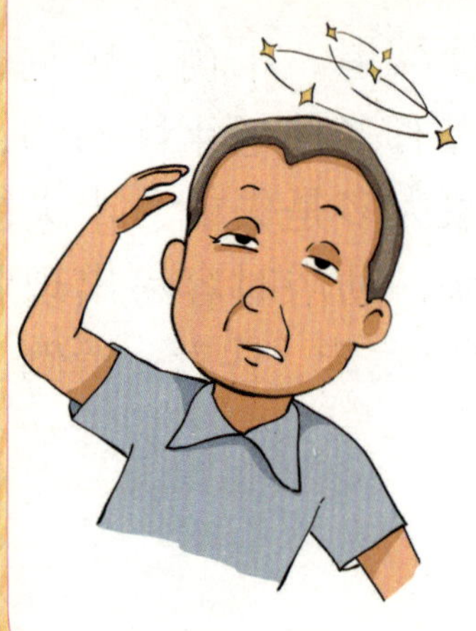

（1）立即停止助浴服务，使其平卧并抬到床上；

（2）使老年人头偏向左或右侧45°，一边呼喊老年人一边用指尖按压老年人的人中或虎口；若是脑供血不足引起的晕厥，应使其平卧，以利于改善脑供血不足；

（3）拨打120送医院。

4 滑倒、摔跤

（1）立即停止助浴服务，若发生骨折切忌立即扶起，视实际情况处理，以免产生二次伤害；

（2）由专业人员将老年人抬到床上平卧，观察后再处理；

（3）观察老年人表情、神态，如神志清醒，询问老年人感觉及试查四肢活动情况；

（4）患有脑血管破裂出血的老年人，假如立即扶起，会加重出血症状。如发生骨折和脱臼，不当的搀扶会加剧损伤，尤其是脊椎骨折的病人若伤及脊髓神经，可引起截瘫；

（5）拨打120送医院。

5 呕吐

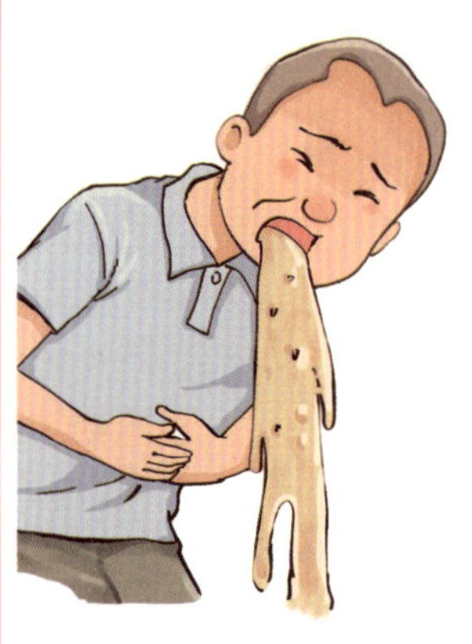

（1）先将老年人平放；

（2）将其头部转向一边，以防呕吐物反流入呼吸道引起窒息；

（3）搬动老年人时，动作宜缓慢、平衡，最好让其保持平卧；

（4）医务人员给老年人进行生命体征监测，必要时给予止吐药服用。

（5）拨打 120 送医院并通知家属。

6 心脑疾病突发

（1） 当患有高血压、脑梗、冠心病、中风后遗症等基础疾病的老年人出现意识模糊、言语不清、四肢活动渐进性不 利索、昏迷等异常症状时，应立即停止助浴服务，将老年人抬到床上平卧；

（2）医务人员给老年人进行生命体征监测，给予麝香保心丸 2 粒或硝酸甘油片 1 粒舌下含服；

（3）拨打 120 送医院并通知家属。

7 其他特殊情况

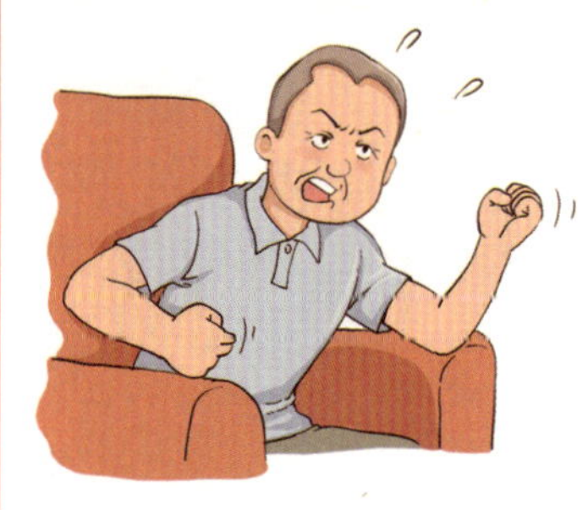

如老年人出现极度不配合、突发性精神异常、有攻击性行为等状况，服务人员应停止助浴并通知家属。

六、更衣

老年护工裴护理员发觉张奶奶的衣服有点异味，打算为他清洗一下。许多在家照顾老人的家属，往往会很困扰更衣问题，因为一不小心可能就会弄伤老人，或让老人感到不适。让我们学习如何快捷正确地给老人更衣。

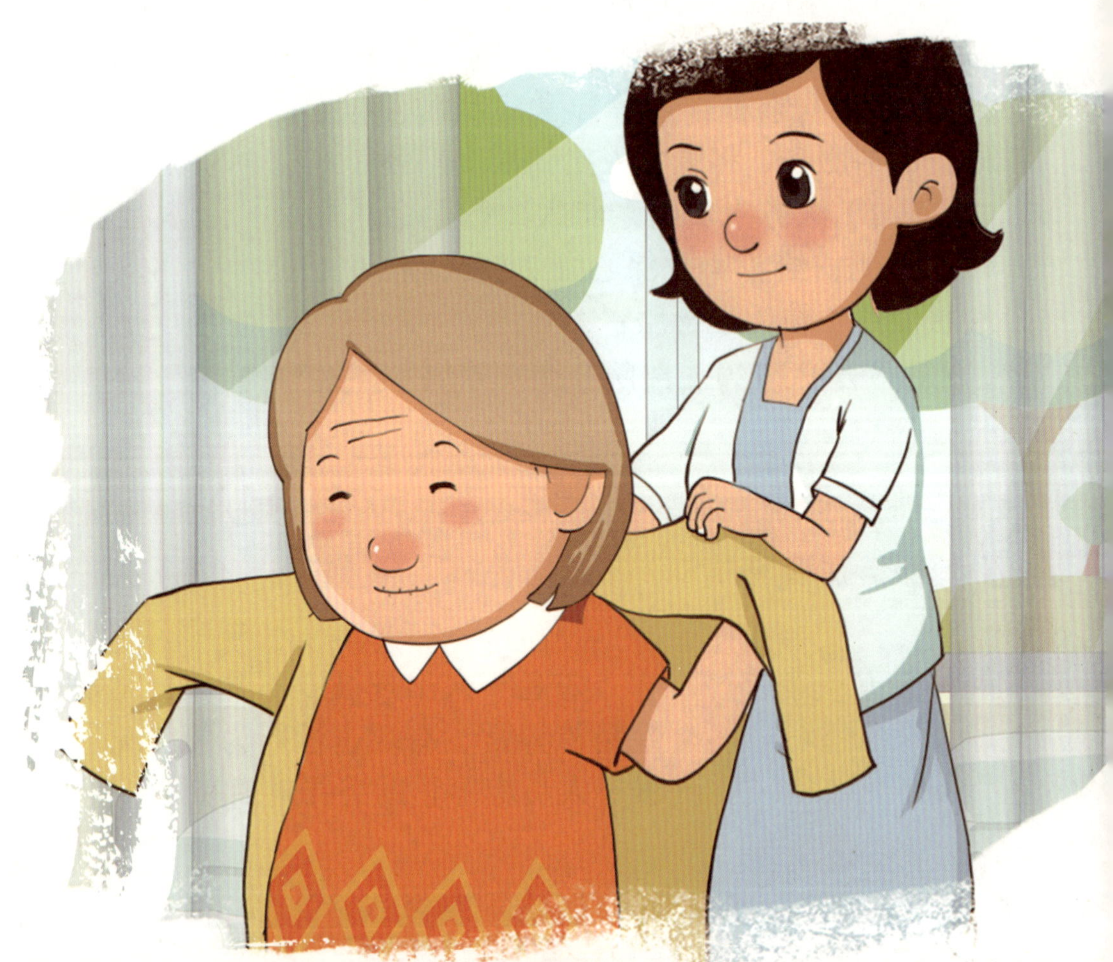

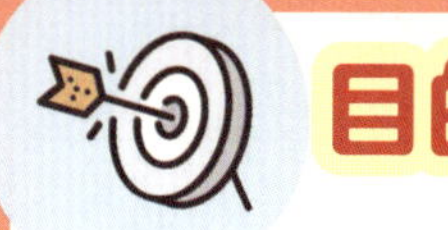

目的

协助患者更换清洁衣服，满足舒适的需要。

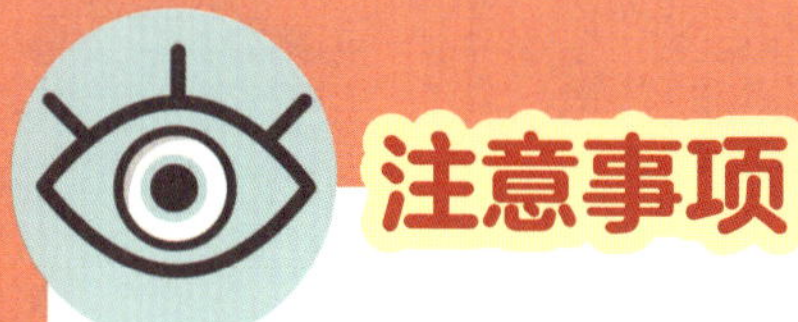

注意事项

1. 遵循安全的原则，做好准备。告知患者即将更衣。关窗户，拉上窗帘保护老人隐私。

2. 态度认真，动作轻稳。

3. 注意室温，以 22℃~ 26℃为宜，以防老人受凉。

4. 根据患者的体型，选择合适、清洁的衣服，尽量保护患者隐私。

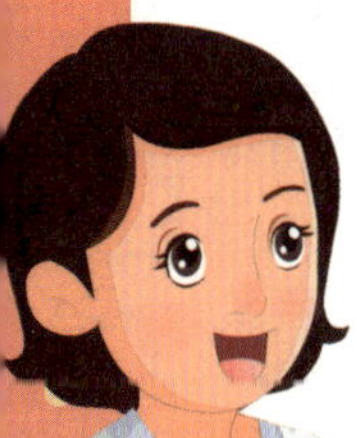

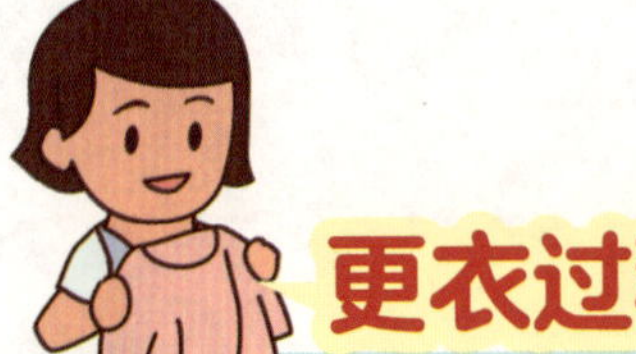

更衣过程

1 遵循安全的原则，做好准备。告知患者即将更衣。关窗户，拉上窗帘，保护老人隐私。

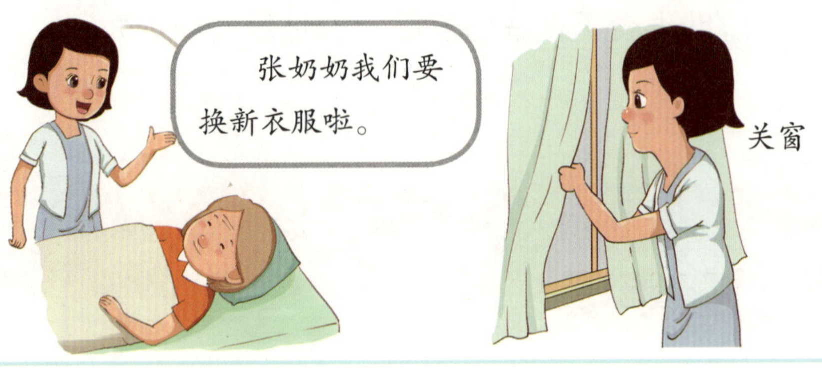

2 评估患者病情、意识、肌力、移动能力、有无肌体偏瘫、手术、引流管及合作能力等。

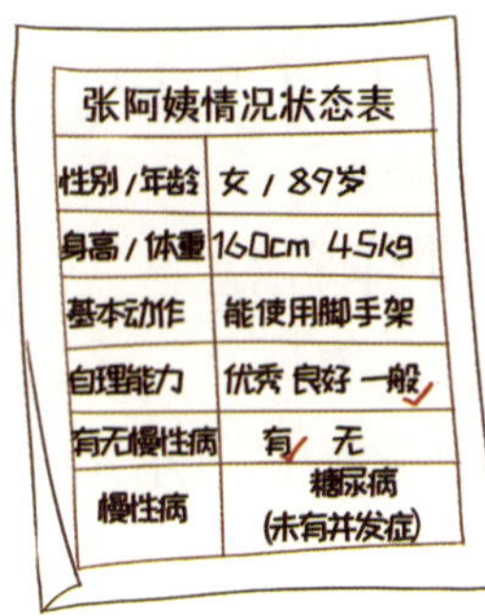

张阿姨情况状态表	
性别/年龄	女/89岁
身高/体重	160cm 45kg
基本动作	能使用脚手架
自理能力	优秀 良好 一般✓
有无慢性病	有✓ 无
慢性病	糖尿病（未有并发症）

患者状况记录表

3 脱衣方法：无肢体活动障碍时，先近侧，后远侧。

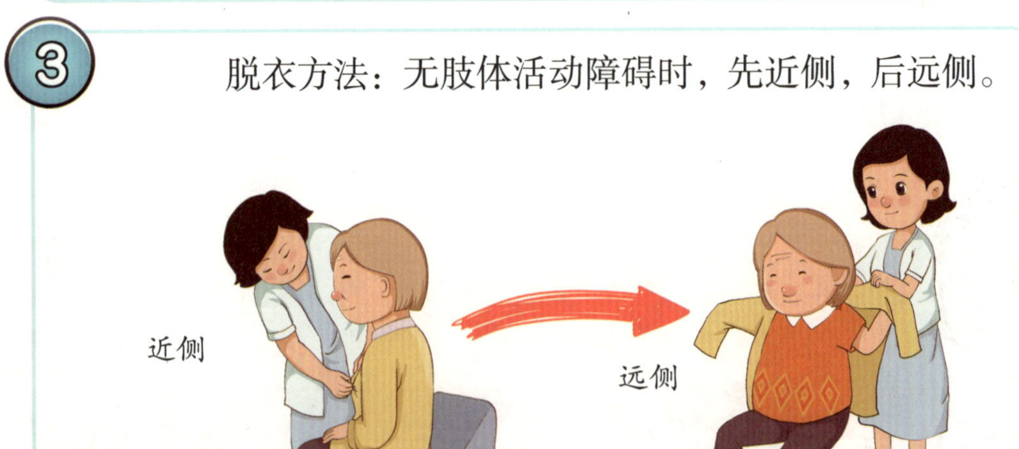

穿衣方法：无肢体活动障碍时，先远侧，后近侧。

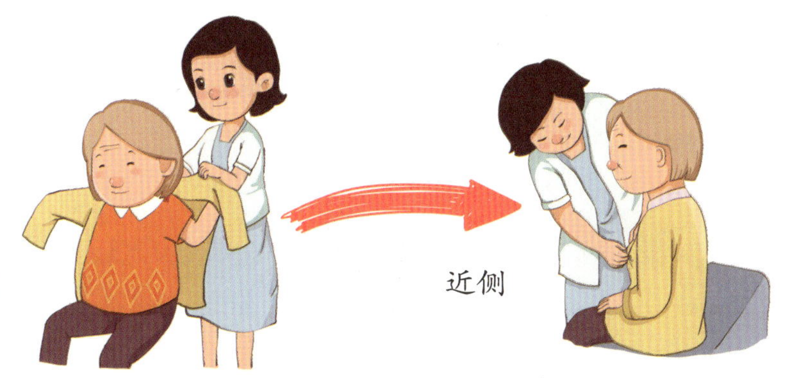

活动障碍老人

1

脱衣方法：一侧肢体活动障碍时，先健侧，后患侧。

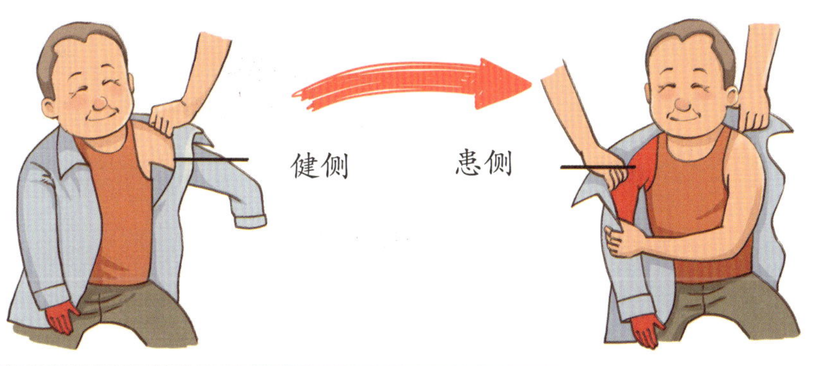

2

穿衣方法：一侧肢体活动障碍时，先患侧，后健侧。

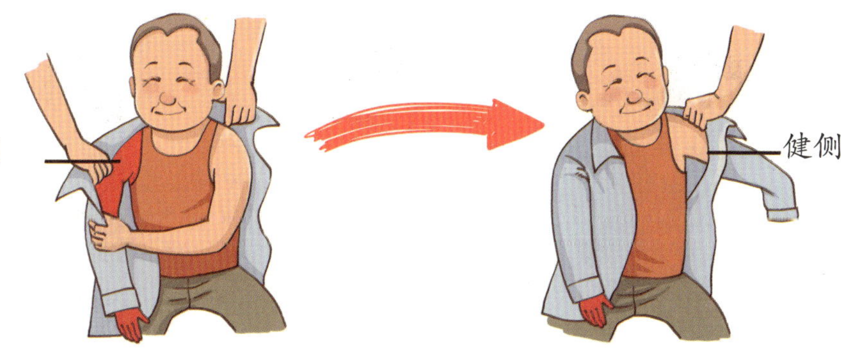

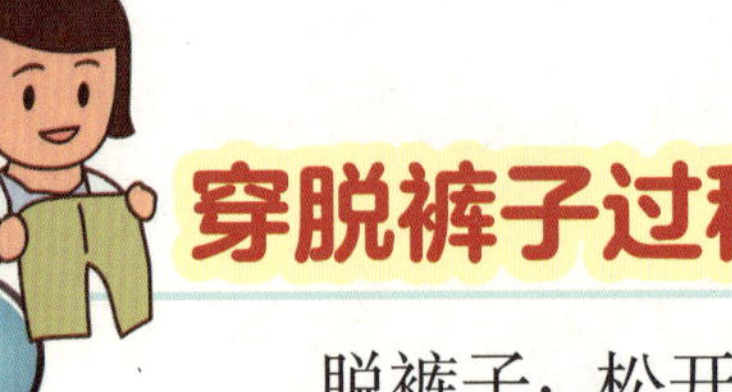

穿脱裤子过程

1

脱裤子：松开裤腰带，将手放在腰下使身体抬起，再将裤子拉下直至膝部。

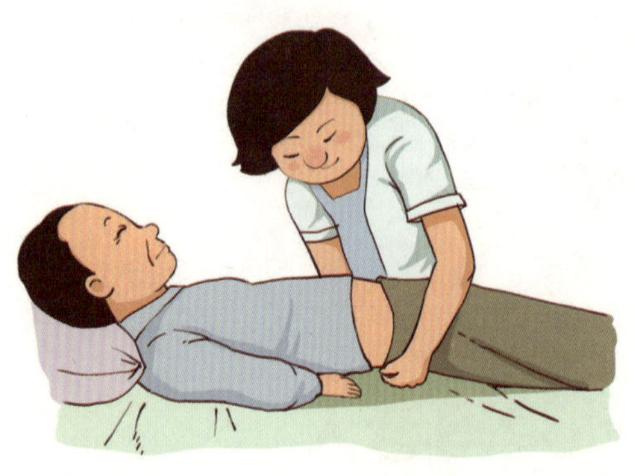

2

当裤子拉下直至膝部后，再手抓脚脖，将裤管脱下，另外一条裤腿也同样进行。

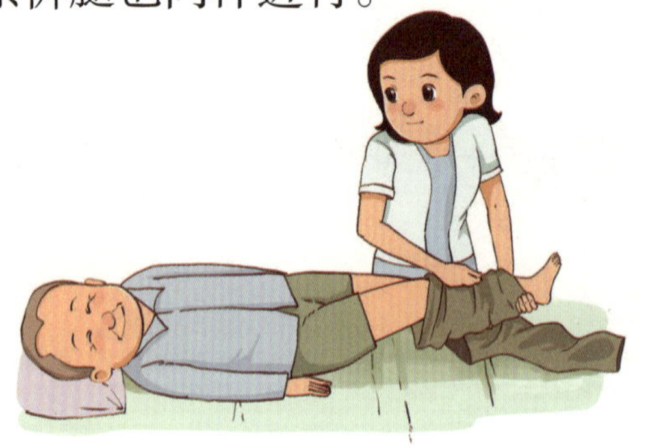

3

穿裤子：将一条裤腿管卷起，一手抓住老人的脚前，一手套进腿部，另外一条裤腿也同样进行。

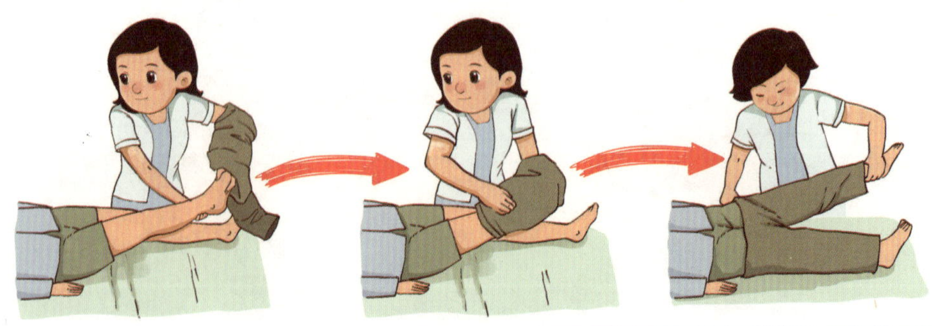

活动障碍老人

1

松开裤腰带，让患者弯曲膝盖，将手放在腰下使身体抬起，再将裤子拉下直至膝部 。

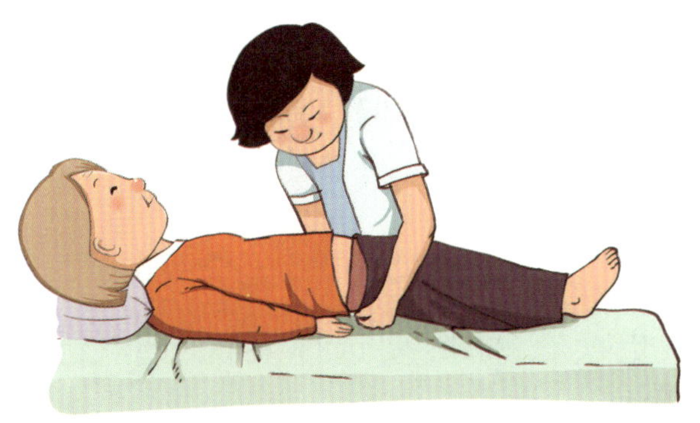

2

当裤子拉下直至膝部后，再手抓着健侧脚脖，将裤管脱下，患侧也同样进行。

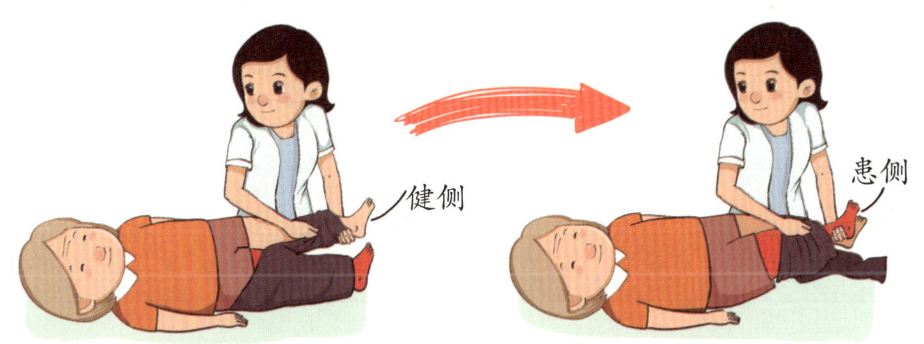

3

将裤管卷起，套进患侧腿部，健侧也同样进行。

患侧　　健侧

小贴士

操作过程中经常询问老人有无不适。

根据患者病情采取不同的更衣方法，病情稳定可采取半坐卧位或坐位更换。

手术后或卧床者可采取轴式翻身法更换。

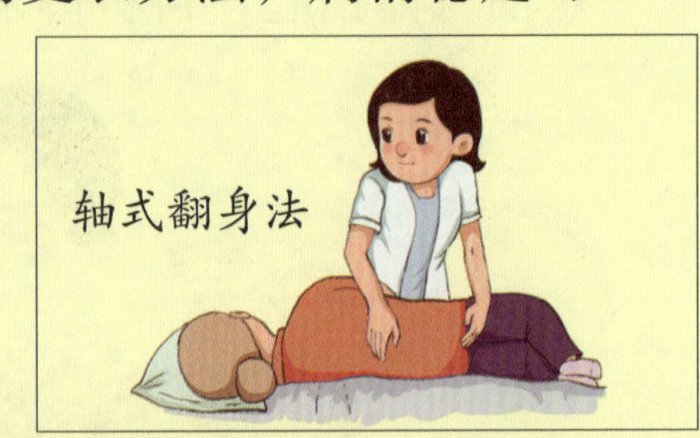

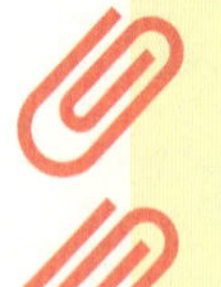

给老人更换衣裤时，要选择柔软、透气性好的合体衣裤。

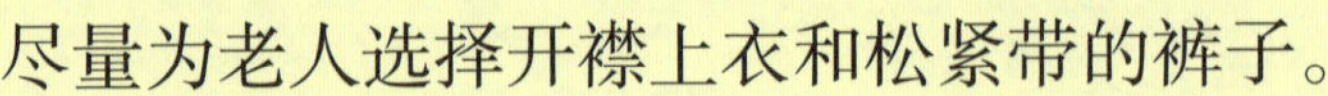

尽量为老人选择开襟上衣和松紧带的裤子。

为了防止褥疮，尽量不要让衣服起皱。

活动障碍老人：

穿脱衣服的方法	穿脱裤子方法
（穿）先患侧，后健侧	（穿）先患侧，后健侧
（脱）先健侧，后患侧	（脱）先健侧，后患侧

温柔的语言

在整个更衣和脱换裤子的过程中，老人会比较紧张，担心自己会被伤害到。应该提前和老人沟通，每个动作用柔和的语气提前告知老人。比如：“王奶奶我要脱另外一条裤腿啦。放心吧，我会脱的很慢很慢哦；这样我们可以换上舒服的新裤子啦，干干净净。”

七、压疮防治器选用

对长期乘坐轮椅的老年人，选择一个适合的坐垫，对减轻臀部的压力，避免皮肤受到摩擦非常重要。让我们跟着裴护理员去选择下一款合适张奶奶的压疮防治器。

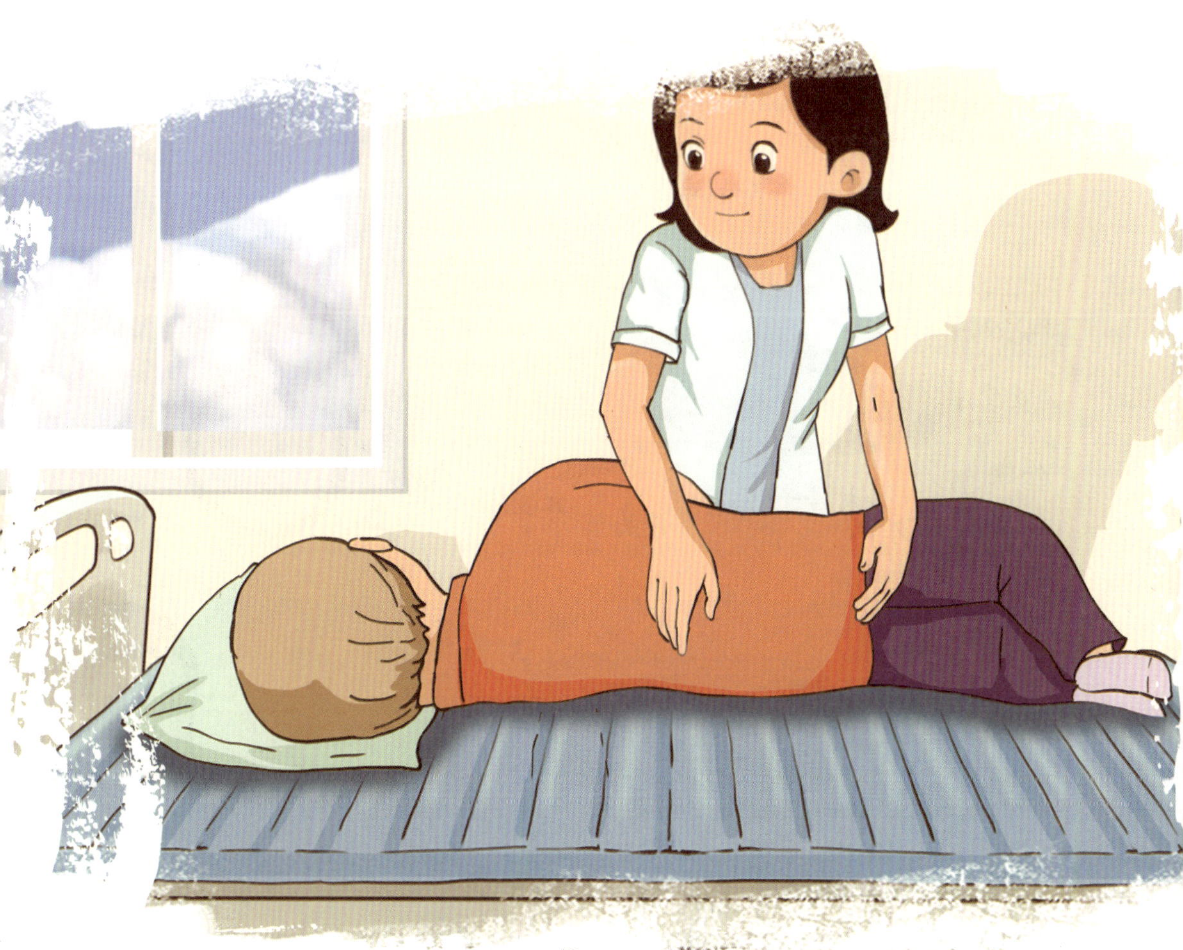

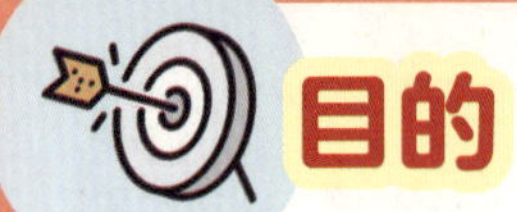

目的

长期卧床者，如照顾不当，会造成背部、尾骶部及其他骨骼隆突处产生压疮。借助外力进行翻身以改变体位，或借助辅具辅于骨隆突处，可以有效预防各部压疮发生。

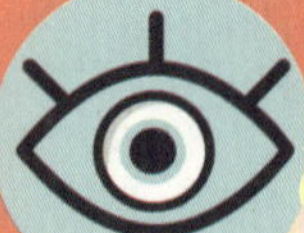

压疮好发部位

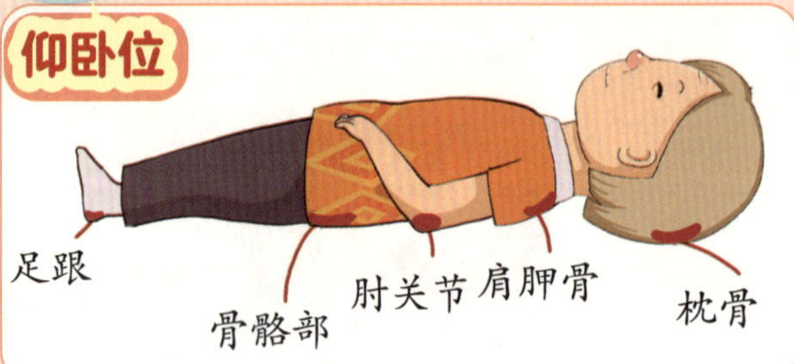

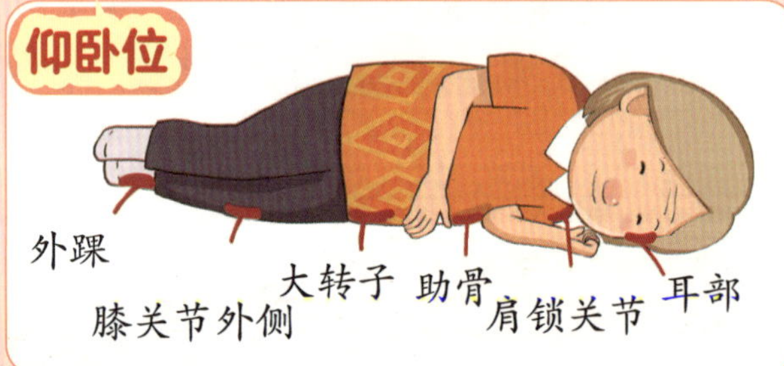

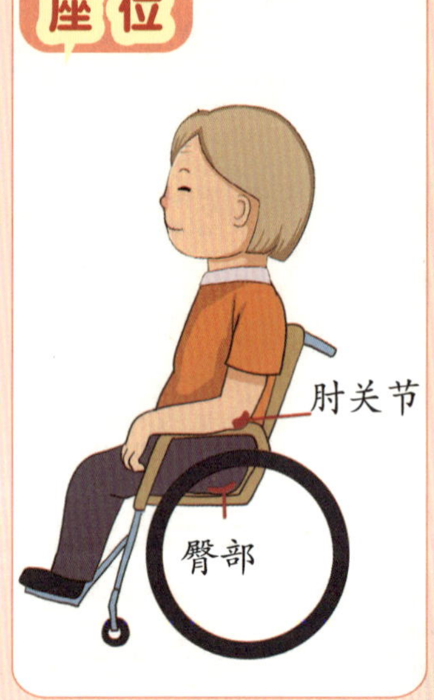

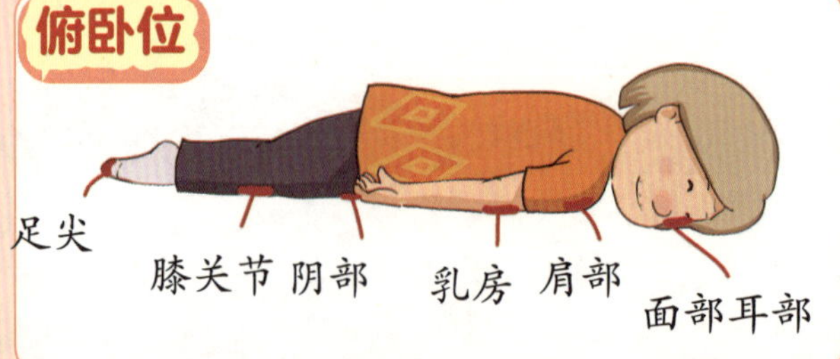

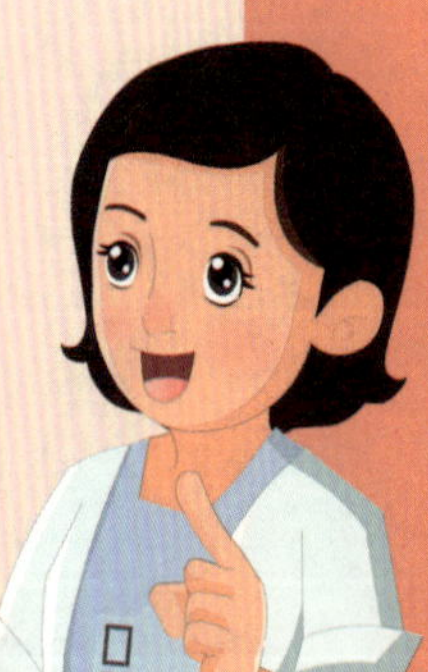

防压疮垫圈选择和使用

防压疮垫圈：垫在骨骼隆突处，防止长时间压迫造成压疮。遵循安全的原则，做好准备。告知患者即将更衣，关窗户，拉上窗帘保护老人隐私。

垫圈内径从 5cm 至 17cm，不同部位选择不同尺寸。

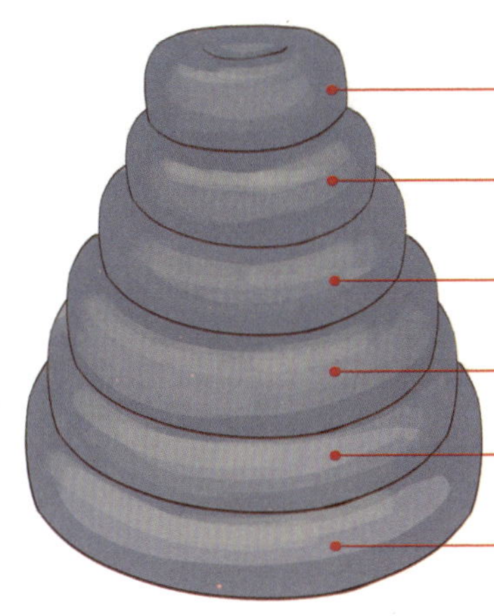

1 号：外径 15cm，内径 5cm　　脚后跟 / 脚踝 / 手腕

2 号：外径 20cm，内径 8cm　　脚后跟 / 脚踝 / 手腕 / 耳廓肘部 / 小腿

3 号：外径 30cm，内径 11cm　　腿部 / 胳膊 / 肩胛

4 号：外径 30cm，内径 11cm　　腿部 / 胳膊 / 肋骨

5 号：外径 35cm，内径 14cm　　腿部 / 肋骨 / 背部 / 腰部臀部 / 髋部

6 号：外径 40cm，内径 17cm　　腿部 / 臀部 / 等部位

若为充气材质，应注意勿将充气口压在身体下方。

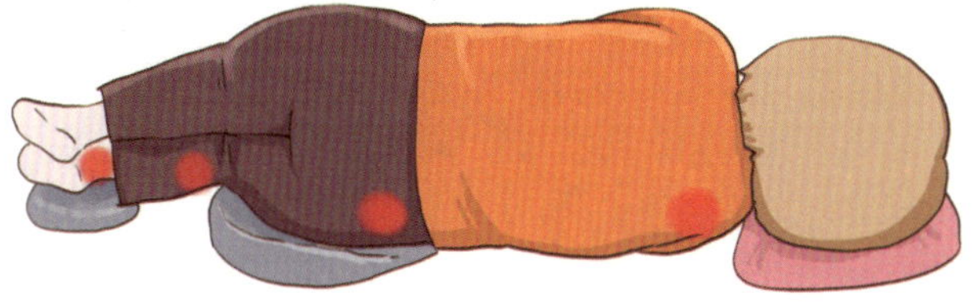

若表面为橡胶材质，可履以毛巾或棉布外套。

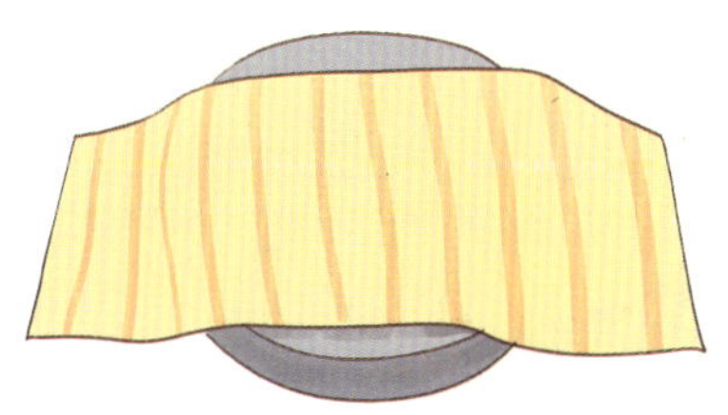

防压疮 R 型翻身垫的选择和使用

作用：借助外力进行翻身以改变体位，可以有效预防背部压疮发生。

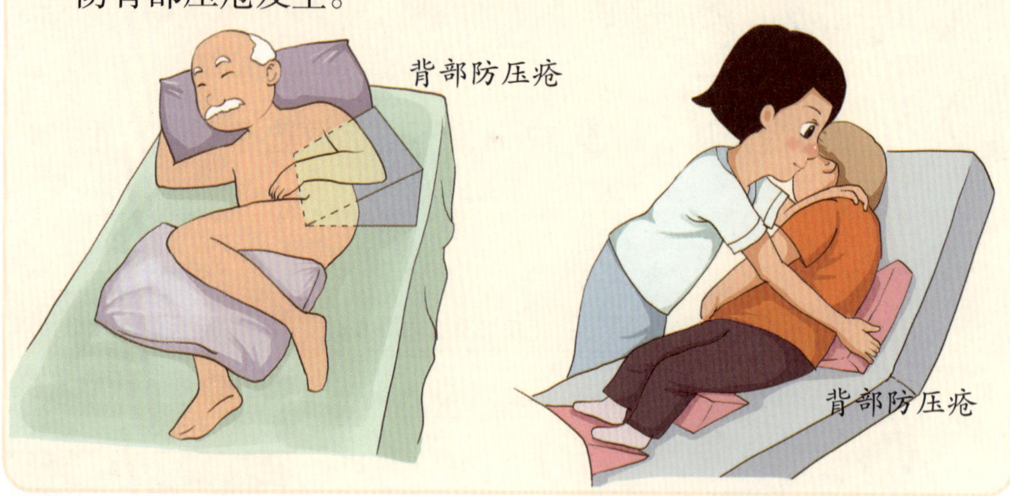

1 选择软硬适当的翻身垫。

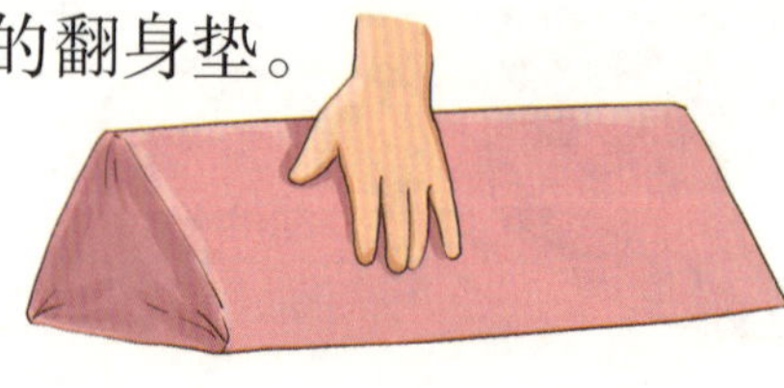

2 保持垫子外罩干爽洁净，及时更换。

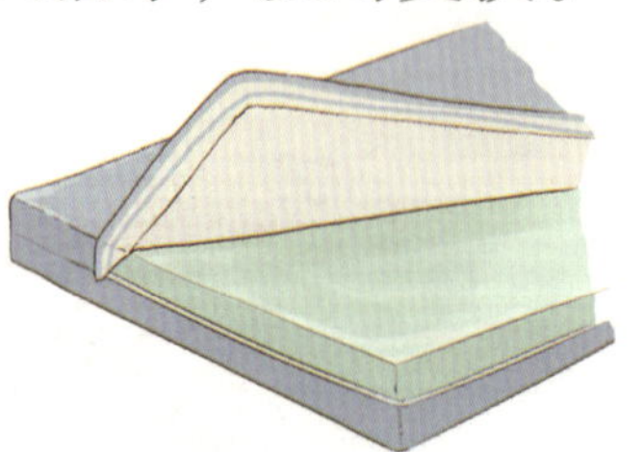

3 放置深度以患者舒适为宜。

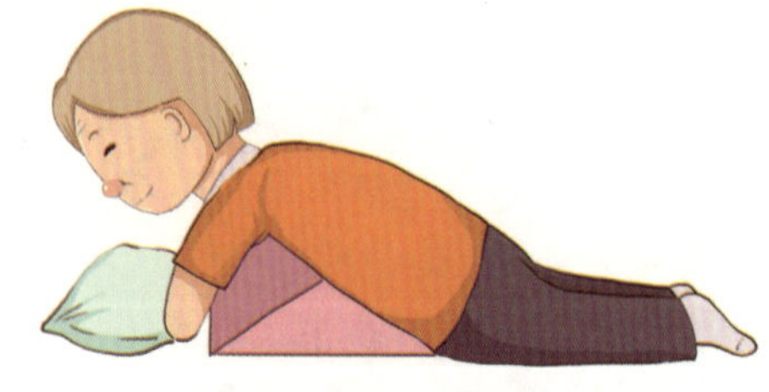

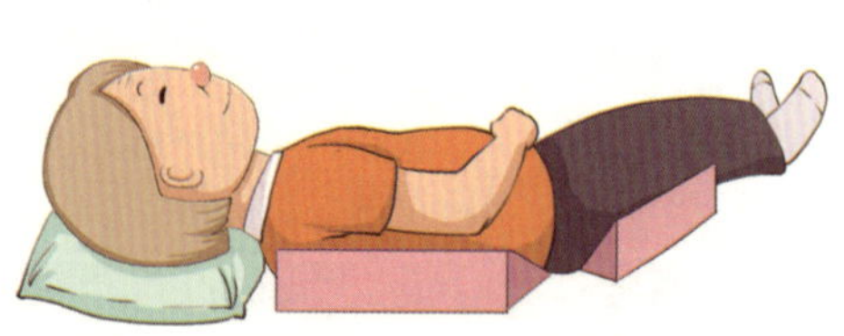

气垫床的选择和使用

长期卧床患者可以选用气垫床，通过气泵长时间不间断地工作，充气、排气，达到波动效果，不断改变人体受压面积，减轻皮肤受压状况，避免压疮发生；

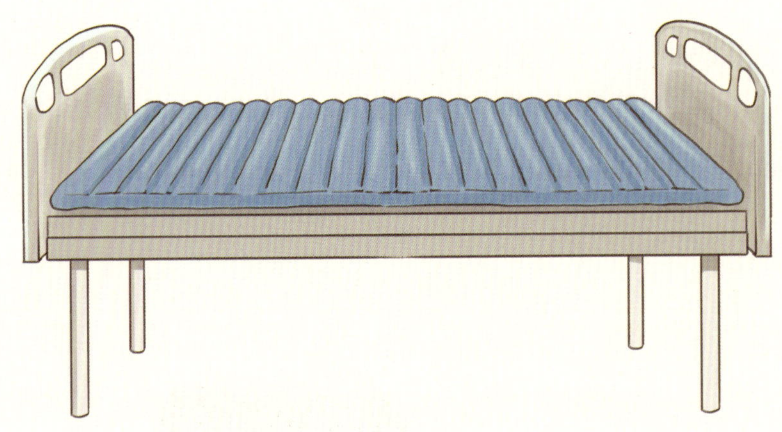

表面有微孔喷射气流，使身体受压部位保持良好的空气流动，降低被褥中的温度，保持皮肤干燥。

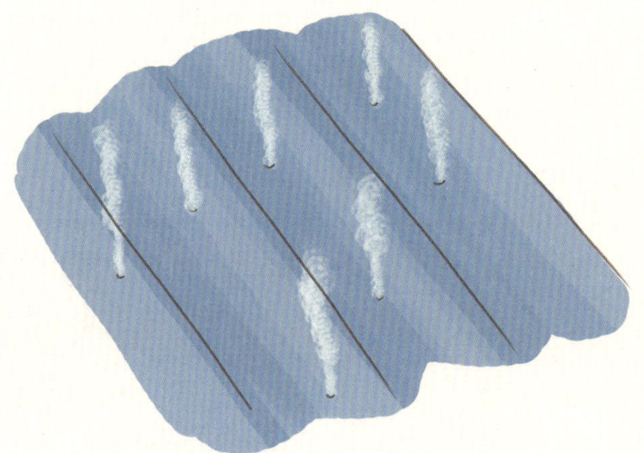

微孔喷气，抑制细菌滋生

八、预防压疮的护理

张奶奶长期乘坐轮椅，睡在床上行动不方便。每天按照惯例，裴护理员来到张奶奶家检查张奶奶身体健康情况并且帮助张奶奶做简单的预防压疮护理。

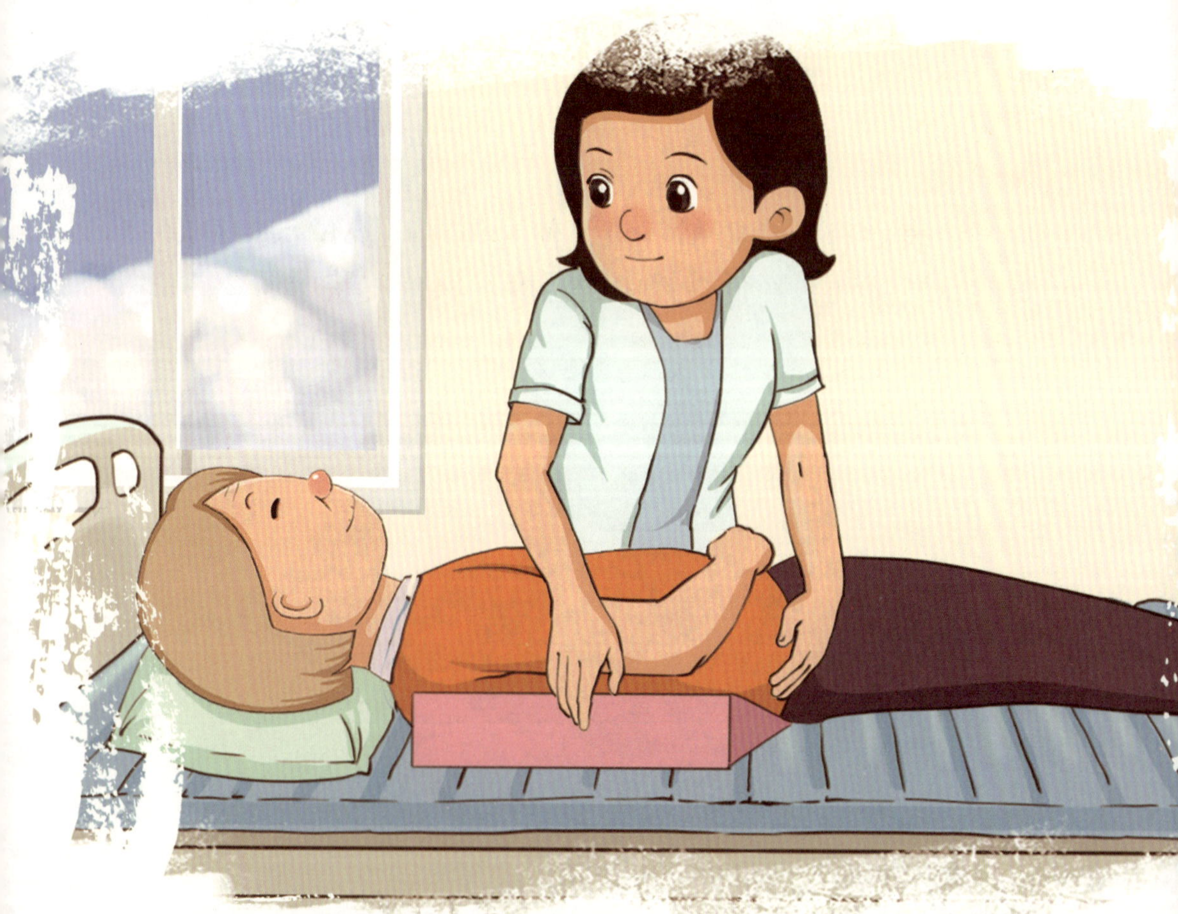

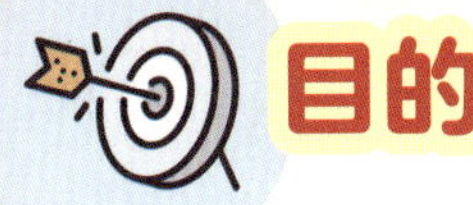

目的

促进血液循环，预防压疮等并发症。

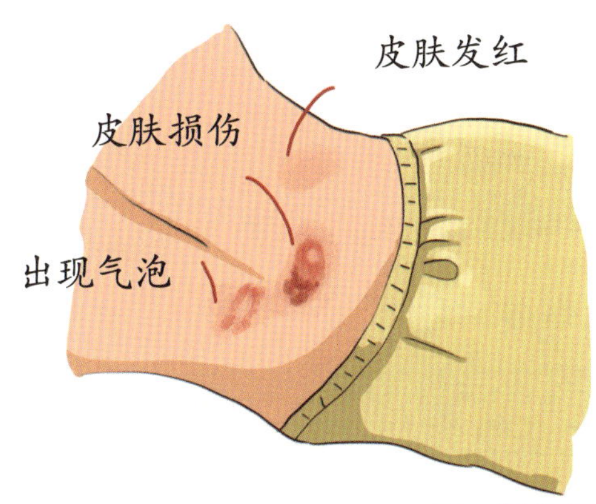

压疮小常识

压疮，俗称褥疮，是由于人体的皮肤及皮下组织，在骨隆突处与床褥之间长期受压使局部血液循环不良，组织缺乏血液供应而引起的溃烂。

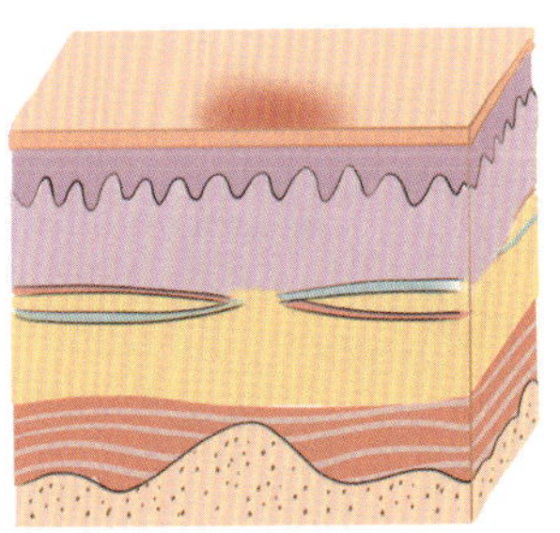

第一阶段 表皮

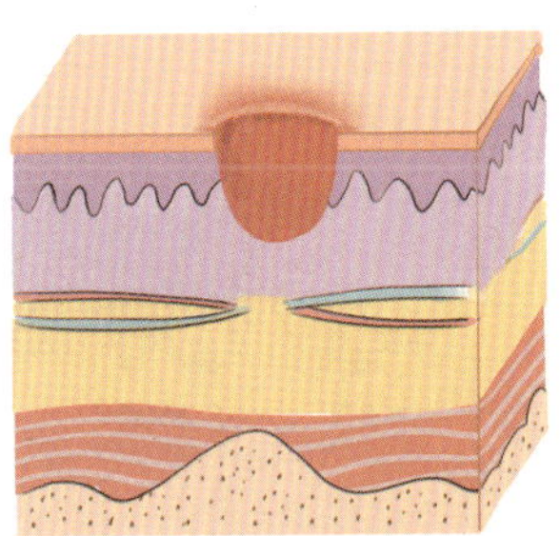

第一阶段 真皮

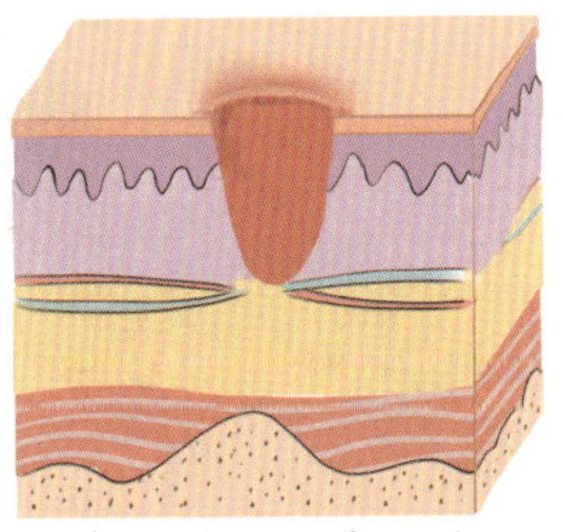

第三阶段 皮下组织

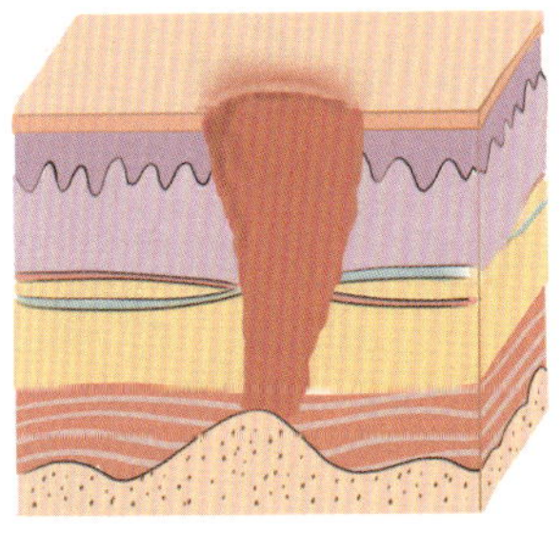

第四阶段 肌肉、骨头

防疮小科普

1 长期受压。由于体位长久不变，引起受压部位的皮肤以及周围组织血液循环不良。

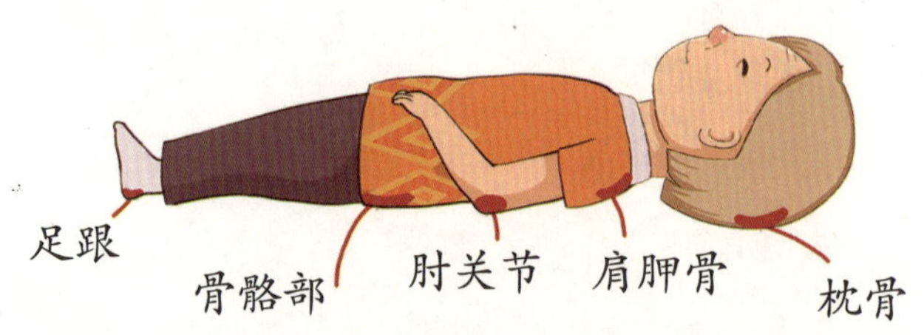

2 潮湿。大小便失禁或汗液使身体的皮肤潮湿引发细菌感染。

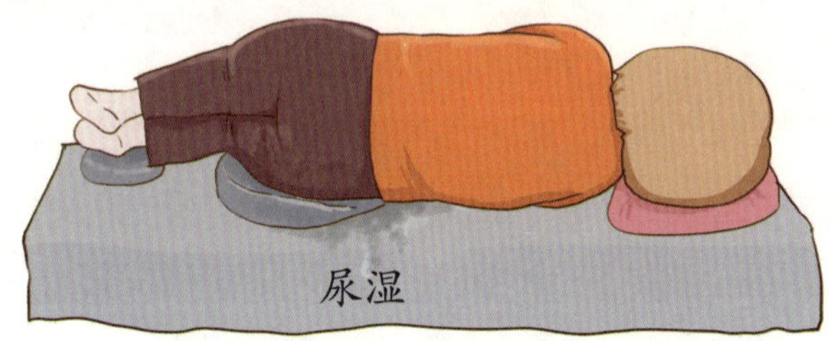

3 摩擦。床单的褶皱污垢或碎屑使皮肤受不必要的摩擦及破损。

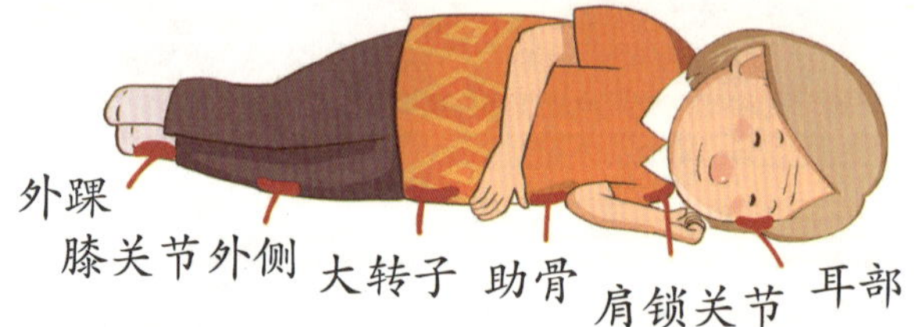

4 营养不良。营养不良、抵抗力不足及贫血，造成皮肤易于破损，压疮难以痊愈。

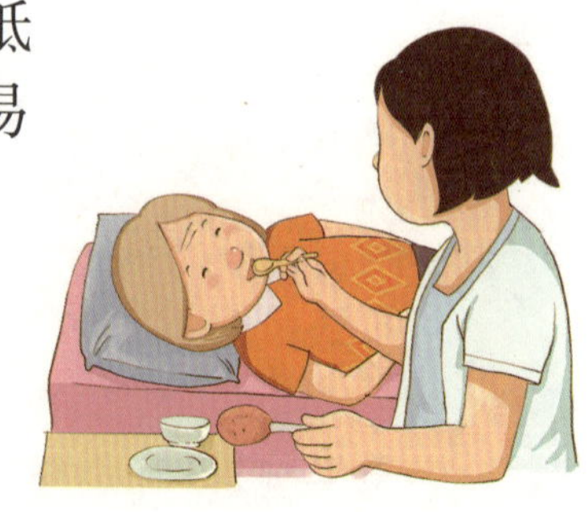

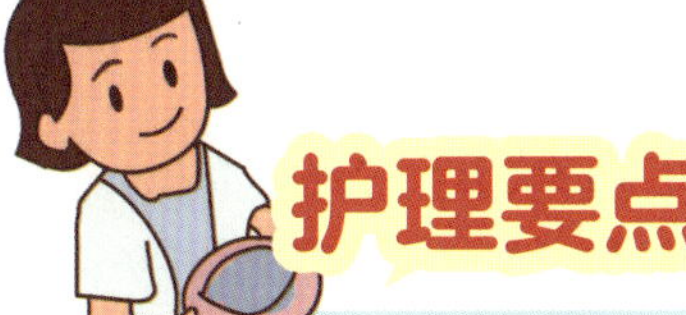

护理要点

1. 对容易形成压疮的患者，每天检查受压部位最少两次。

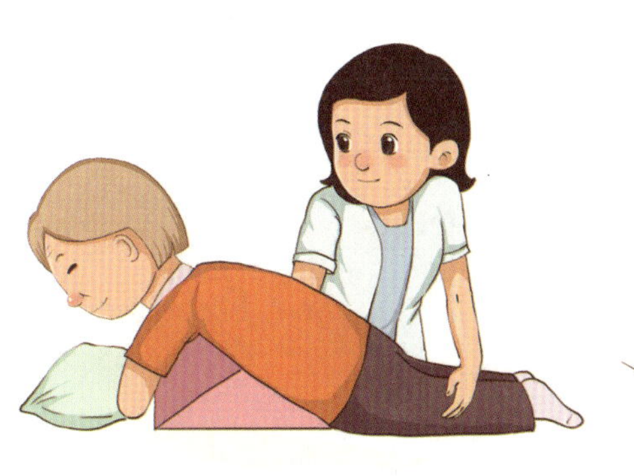

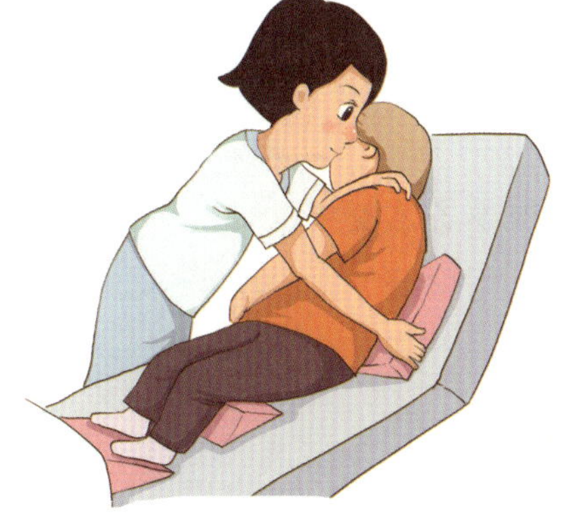

2. 鼓励患者多自主更换体位，不能自主者，最少每隔两小时要协助患者更换卧姿一次。

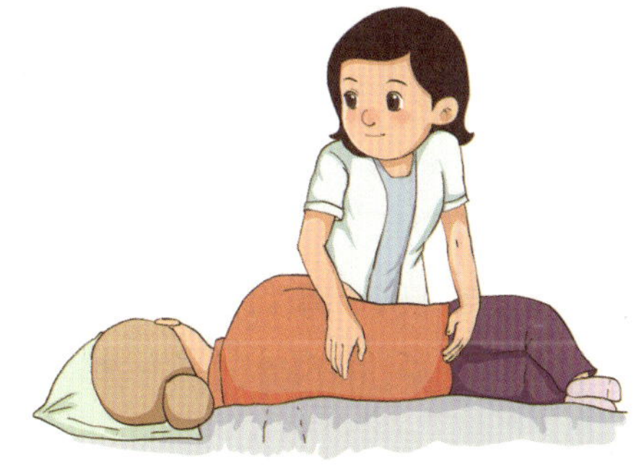

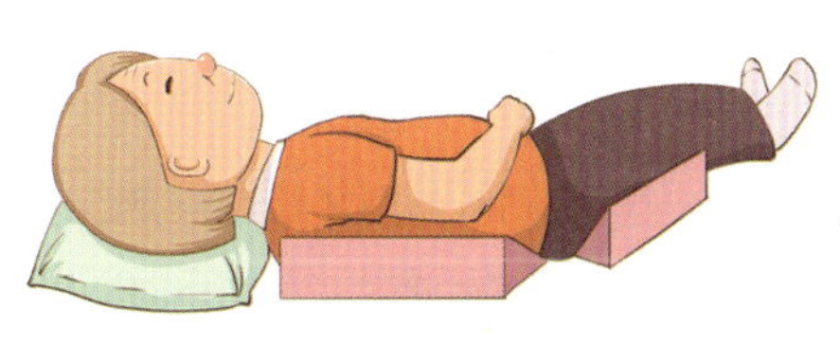

3. 减少摩擦：保持床单平整，拉直所有褶皱，不应使用修补过的床单，及时扫去床上碎屑。

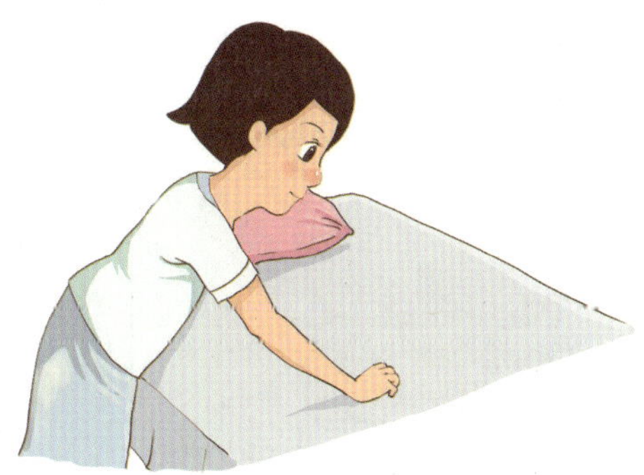

4 使用便壶及便盆时，应检查器皿边缘是否裂开，以免弄伤皮肤，用完后检查床单是否潮湿，如果弄湿应马上更换床单。

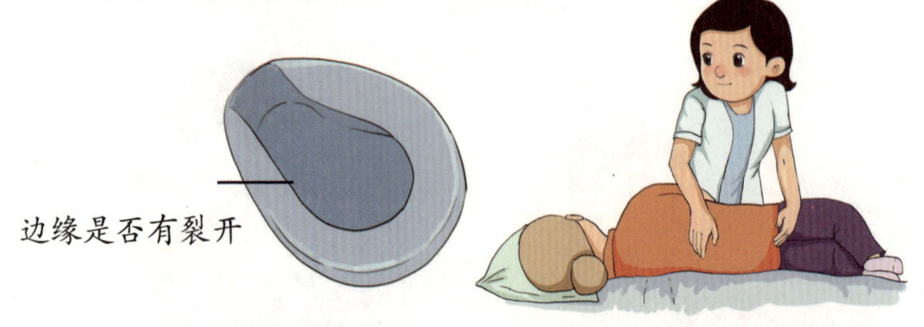

5 家人护理时，应避免留长指甲和佩戴饰物，以免弄伤患者皮肤。

6 保持皮肤干爽清洁，减少刺激，每日协助淋浴或给予擦浴，用毛巾及时吸干身体表面的水分。淋浴后可涂润肤乳以缓解皮肤干燥。

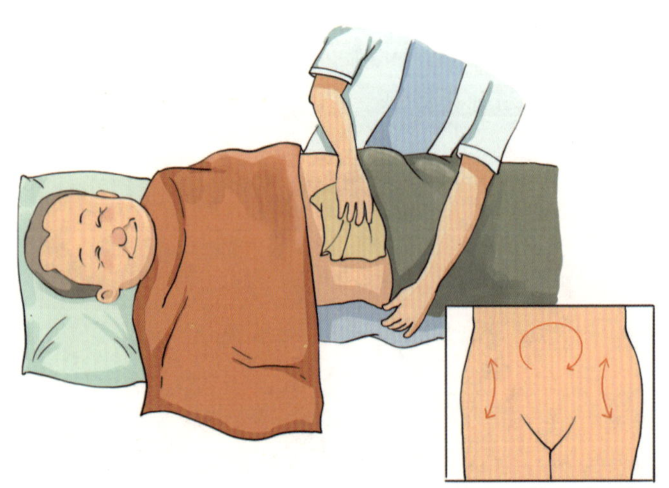

7

鼓励患者做主动型运动。不能运动的患者要协助其做被动型运动，以改善血液循环。

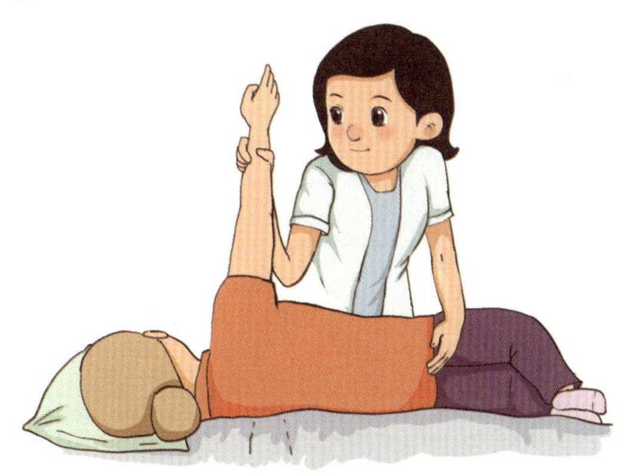

8

卧床时可以使用各种软垫、气垫、垫圈、气垫床、翻身床、水床等。

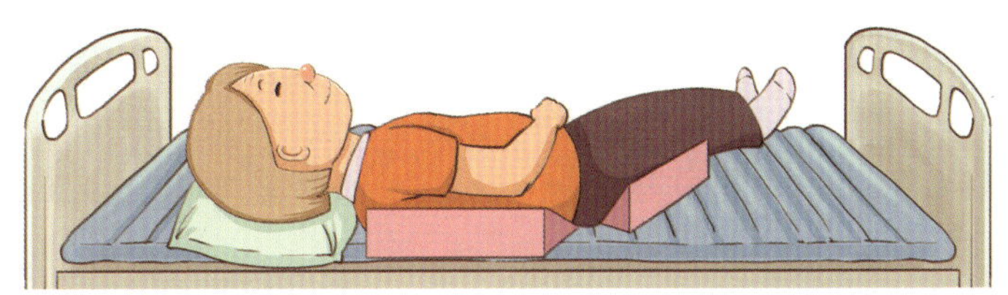

小贴士

平卧位时若需抬高床头，一般不应高于 30 度；协助翻身更衣、更换床单时，一定要将病人身体抬离床面，要避免拖拉等动作。

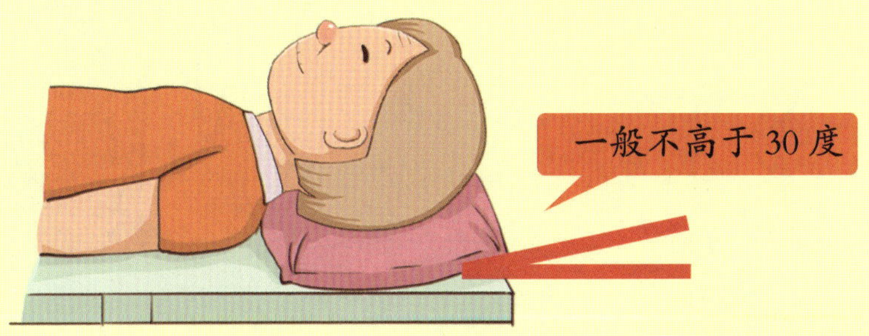

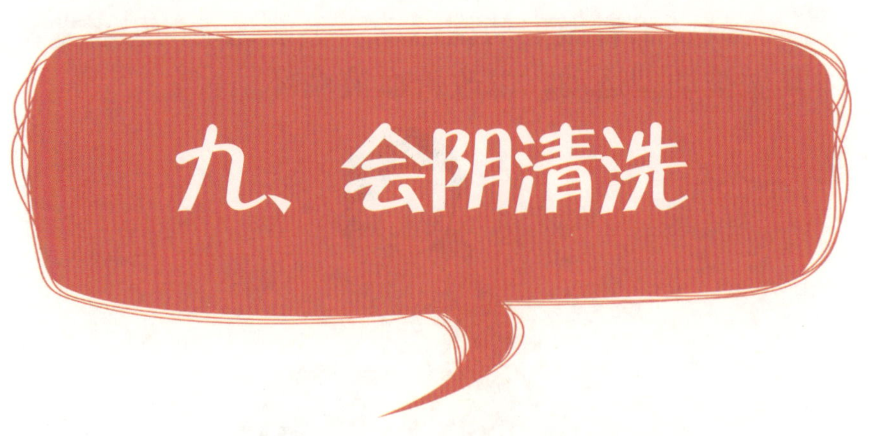

老年护工金护理员到时间会给王爷爷清洗阴部，这样可以减少异味，预防感染，让老人感受干净和舒服。

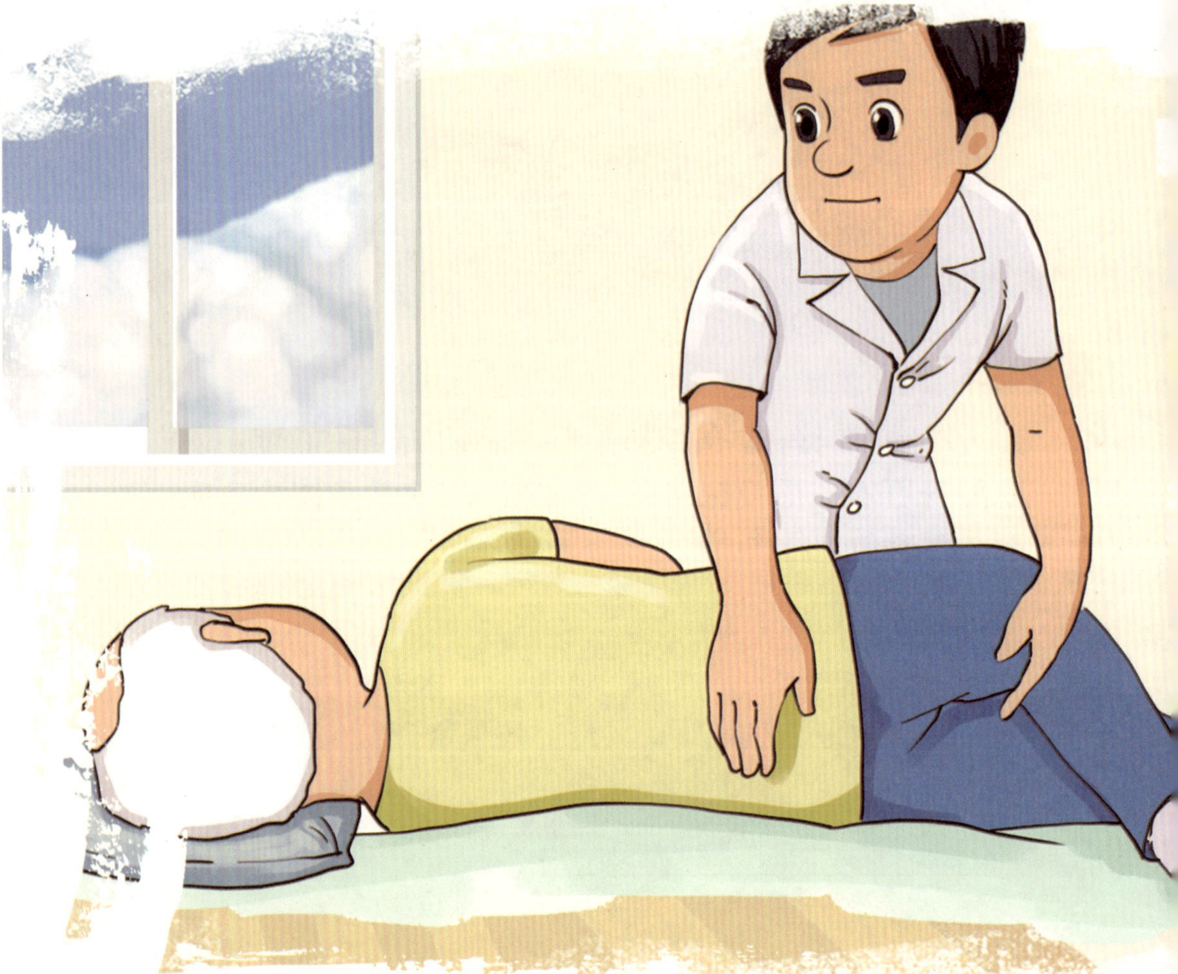

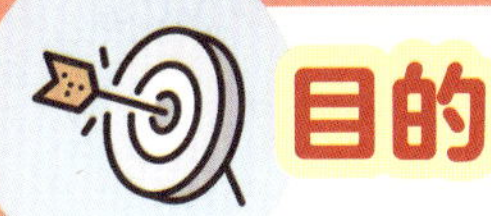

目的

局部清洁，预防感染，增加舒适。

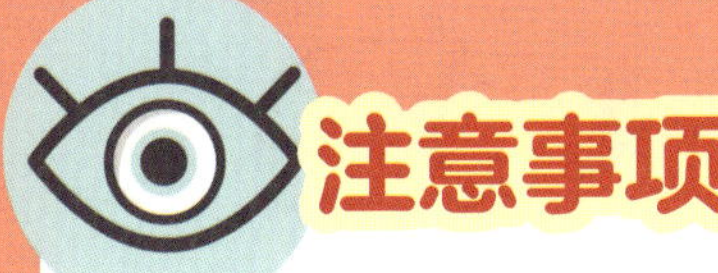

注意事项

1. 会阴部清洁前，先向老人解释。

2. 关好门窗，拉上窗帘，注意保护老人隐私。

3. 调节室温。

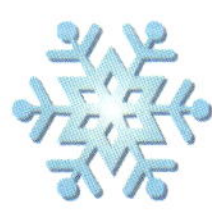

冬季在 18℃ ~22℃为宜

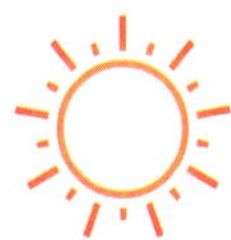

夏季在 26℃ ~30℃为宜

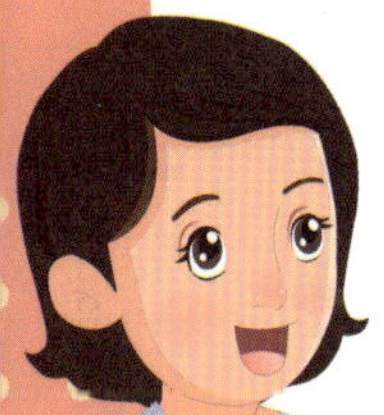

准备用品

脸盆、沐浴露、毛巾、冲洗壶、吸水尿布、便盆、吹风机。

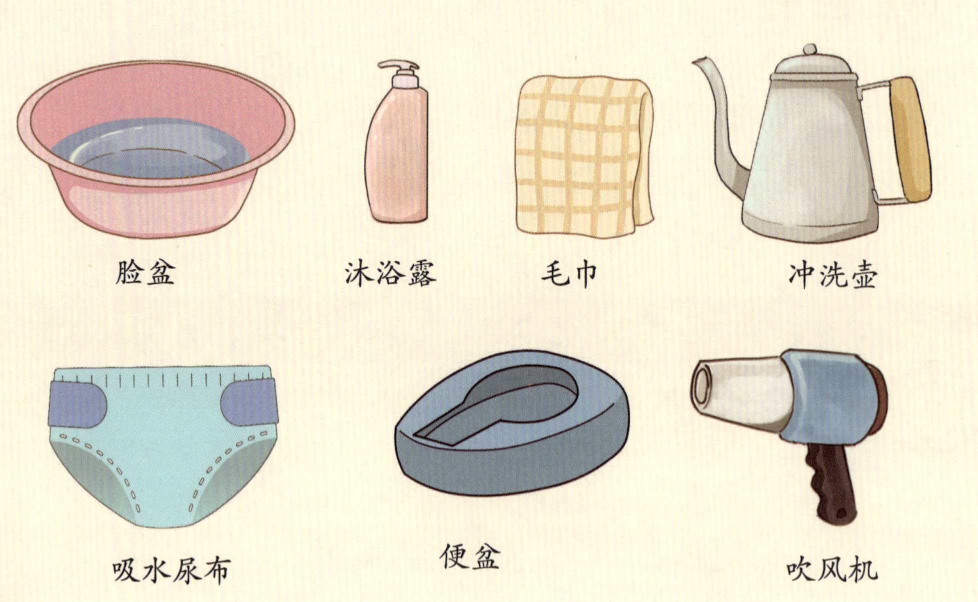

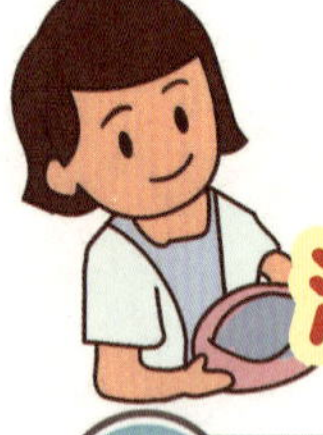

清洗过程

1 拉上隔帘，将吸水尿布或便盆置于臀部下方。

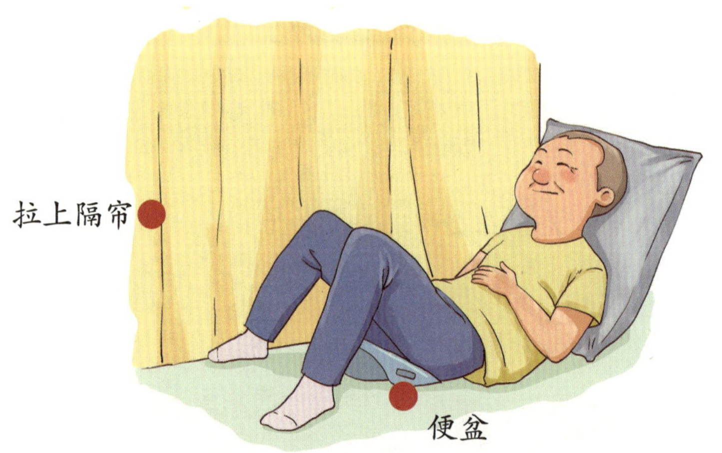

2 用少量温水在大腿内侧测试温度，让患者感受水温。

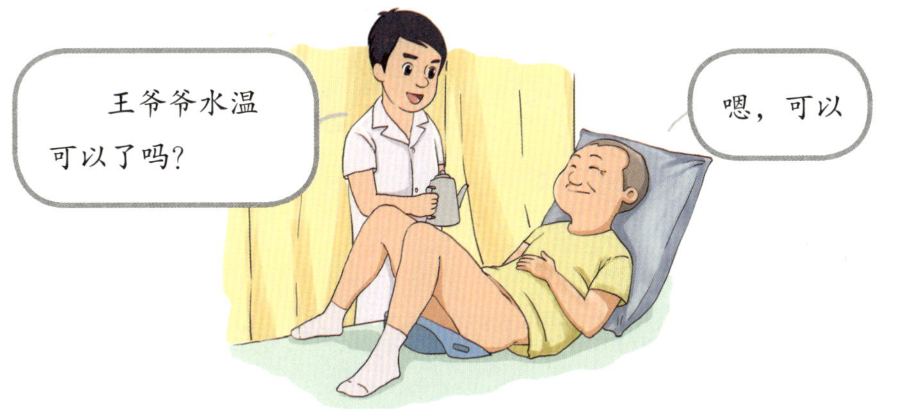

3 冲少量水在会阴部后，涂抹少量沐浴露清洁。

4 对男性生殖器应仔细观察有无破皮，对女性生殖器应将大小阴唇分开清洁，以洗净分泌物。

5 再用冲洗壶装温水，由上往下地边冲边洗去肥皂水，用毛巾擦干。

用吹风机吹干，注意距离，用微风就可以。

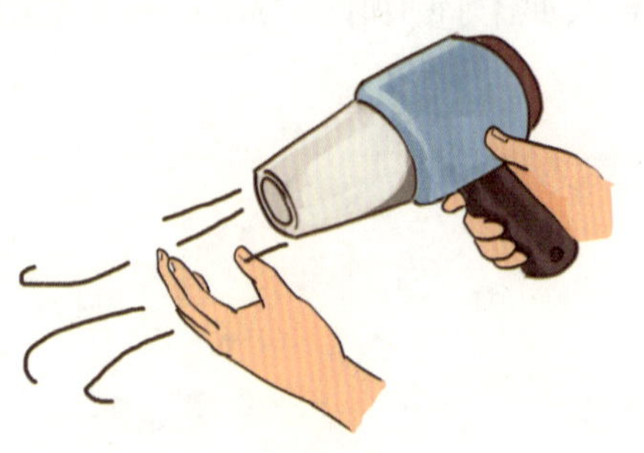

7 换上干净裤子，换上干净床单，整理所有物品。

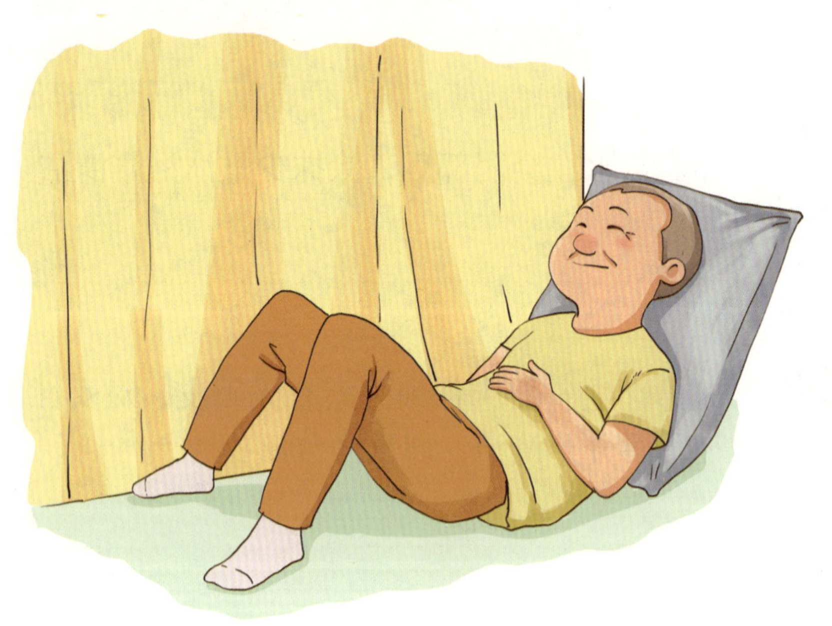

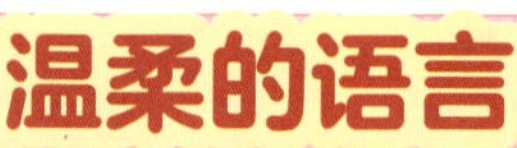

温柔的语言

在给老人清洗会阴的整个过程中，不管是动作还是言语都要柔和缓慢，给老人足够的安全感。比如可以这样说："王爷爷我们要清洗下屁股，消除异味，干干净净，然后再换上新裤子和新被单，美美地睡一会。"

十、正确选择和使用助步工具

张奶奶平时爱散步，我们来看看如何挑选一款比较合适又牢靠的助步器。

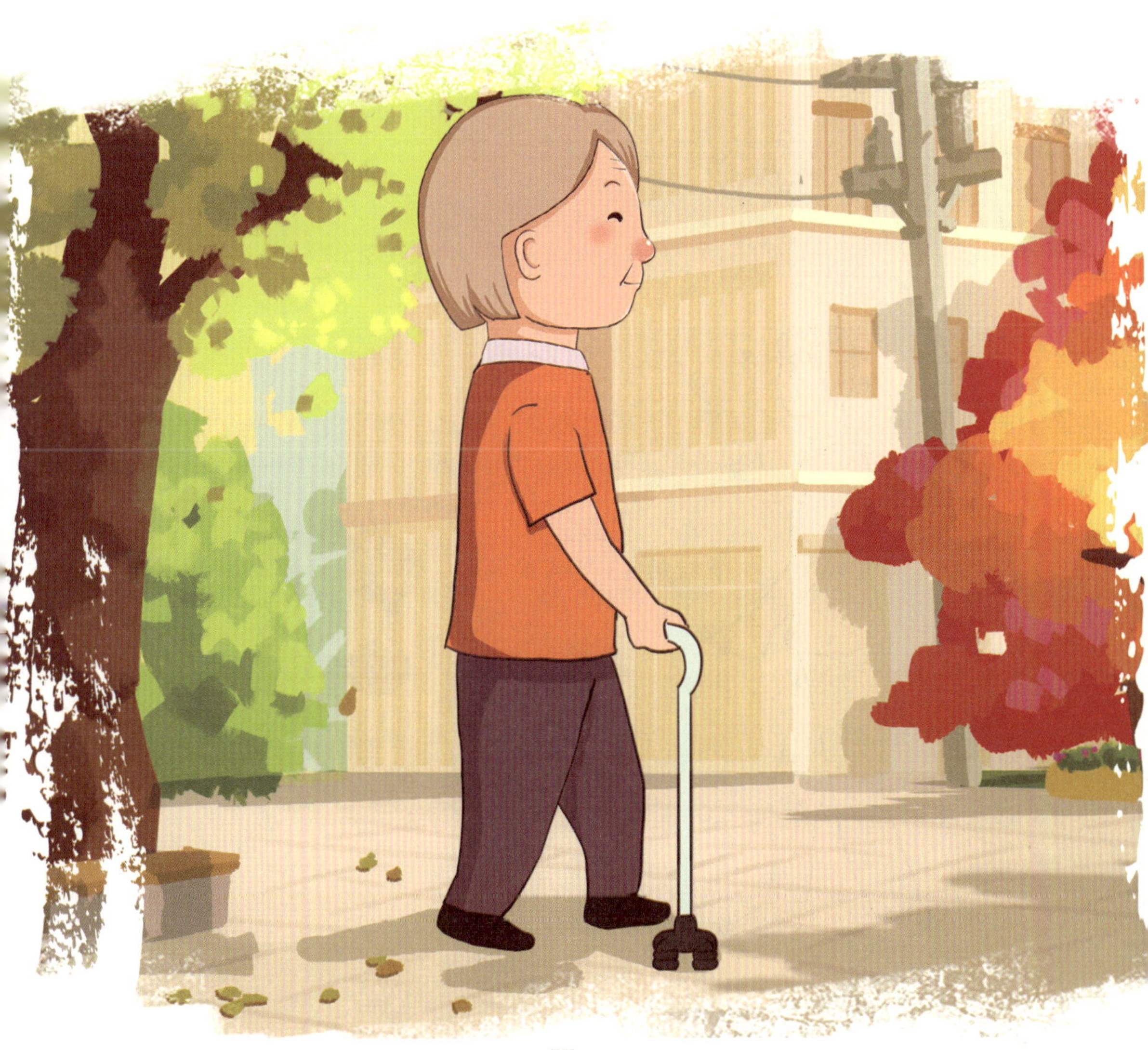

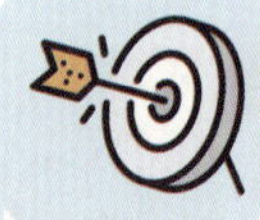

注意事项

1. 建议老人不使用任何带轮子的拐杖，容易打滑发生意外。

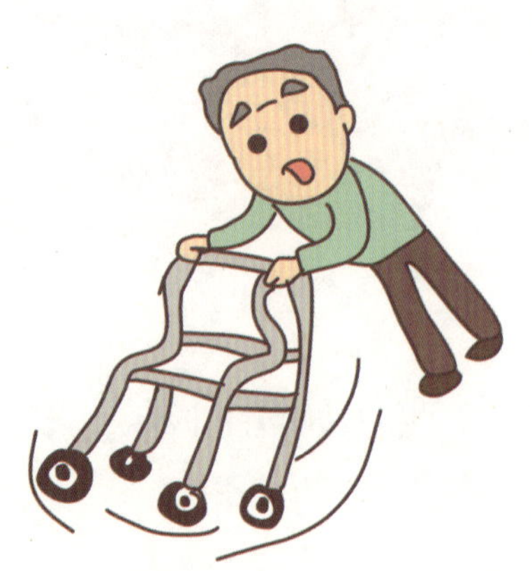

2. 建议老人不使用四个都是轮子的助步器，容易打滑发生意外。

拐杖选购

好的拐杖可以更好帮助患者稳步行走。

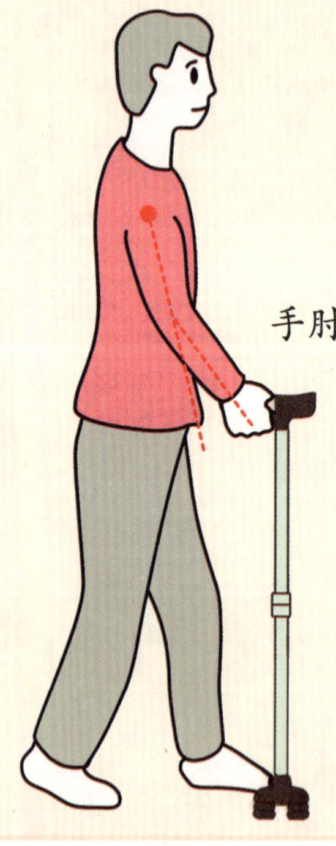

手肘约 15 度弯曲

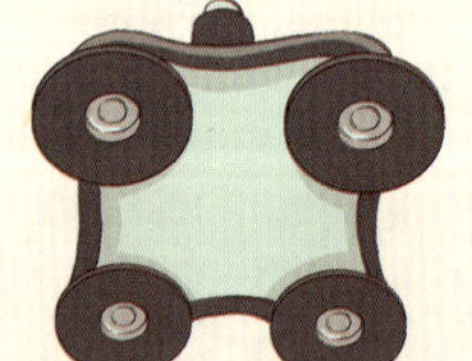

固定小四角

拐杖选择要点

1 管身质量好，重量轻。

大承重

200 斤不变形

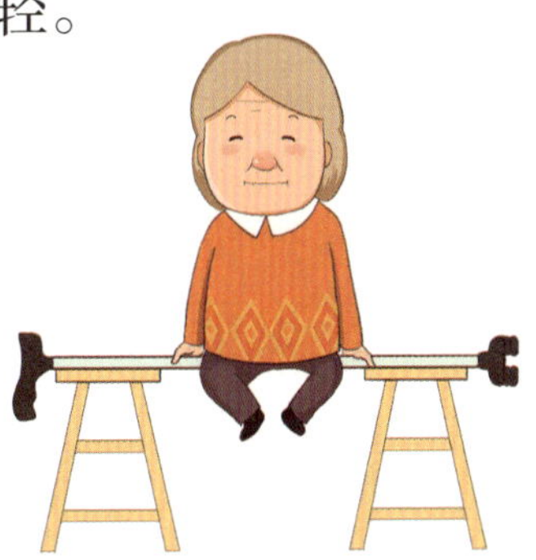

2 若有需要，可选择手柄处有照明灯的，方便夜行。

照明

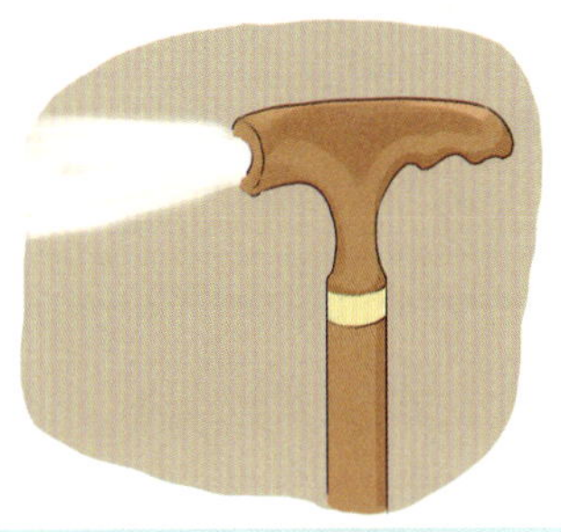

3 高度可以调节，高度适当更加安全。

选择种类参考：
高度 / 适合身高 / 承重 / 重量 /
手柄防滑 / 脚垫防滑 / 大脚垫
高低可调 / 稳固防滑 / 轻巧便捷

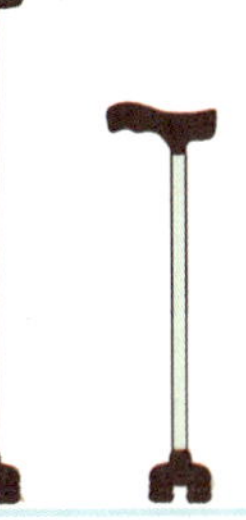

4 底座多头橡皮支撑，稳定性好且不易倒地。

耐磨防滑 / 加厚胶套 / 防止开裂

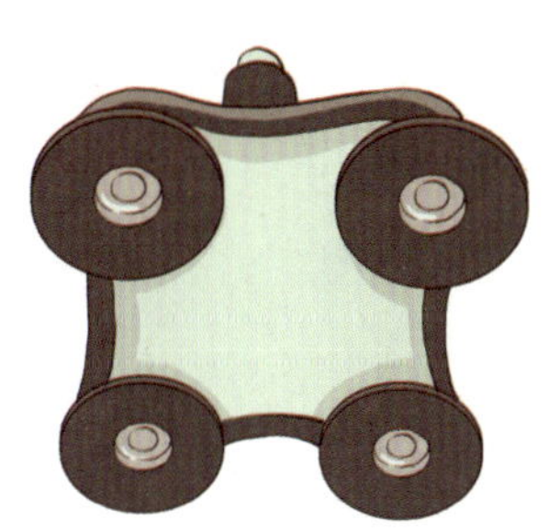

助步器选择要点

对于独自走路不稳或较长距离行走困难的老人，可以选择助步器。

1

助步功能：选择助步功能时，将其坐板上翻，行走时就不会挡住腿；也可以配合坐便器使用，当作起身时的扶手。

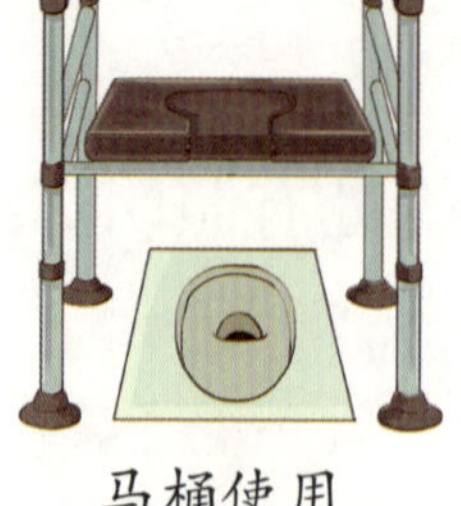

马桶使用

2

座椅功能：将坐板放下来，可以作为椅子让患者走累后小坐休息，也可以作为洗澡用的凳子辅助淋浴。

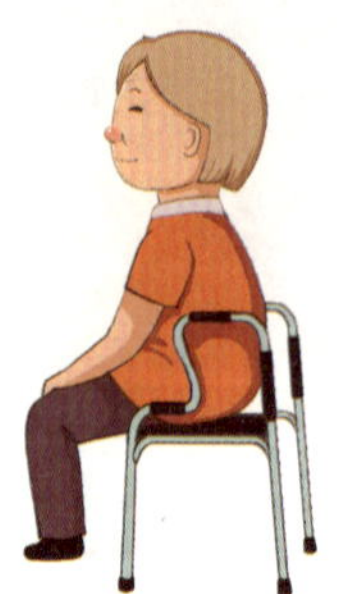

3

有不同的型号，在外形上有区别，但其功能都是一样的，均可以调整到适当的高度。

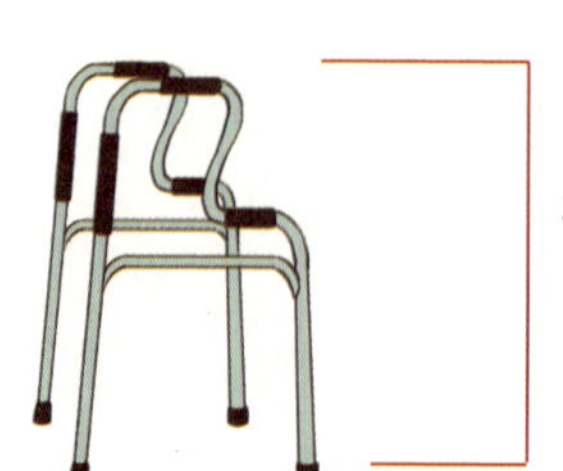

高度调节

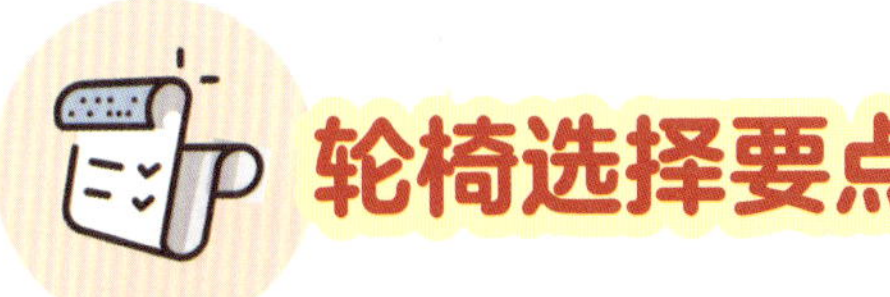

轮椅选择要点

对于下肢残疾或行动困难的患者，可以选择手推轮椅。

1 可以选购有网状透气面料的坐垫，夏天使用的时候比较好；如果有加厚坐垫，那么可以防止褥疮。

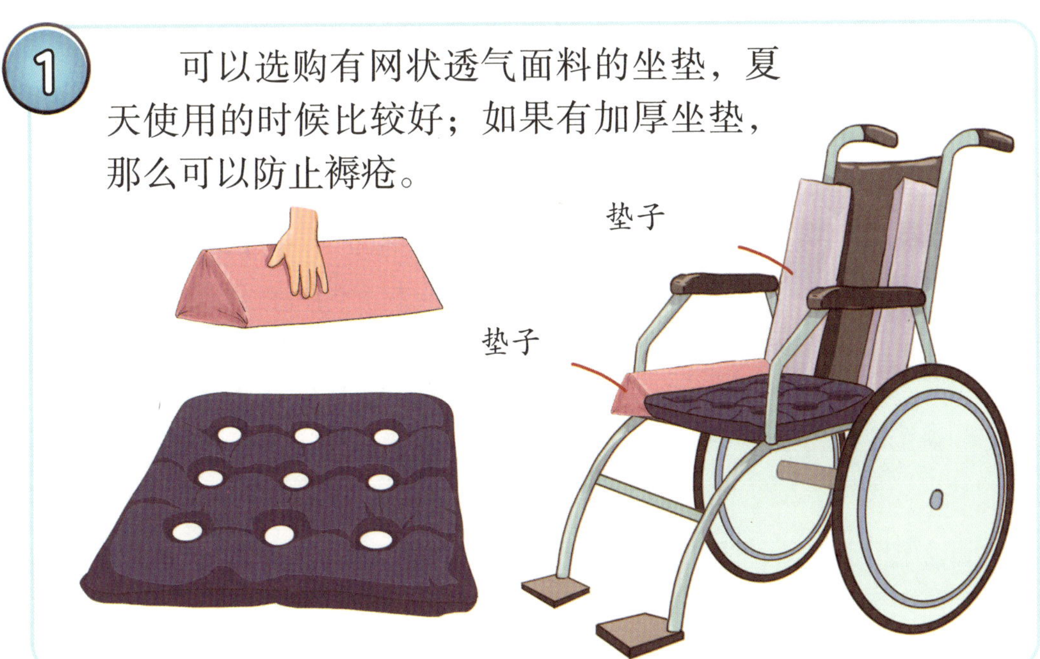

2 一般需要附加的功能：要带有手刹车，脚踏板可以拆卸，还有防后轮后滑等功能。

3 常需在轮椅推行中做输液治疗的，则需要带有输液杆。

4 材质上可选用无需充气的轮胎和质量比较轻盈易折叠的类型。

十一、选择接尿器、床边扶手、坐便器

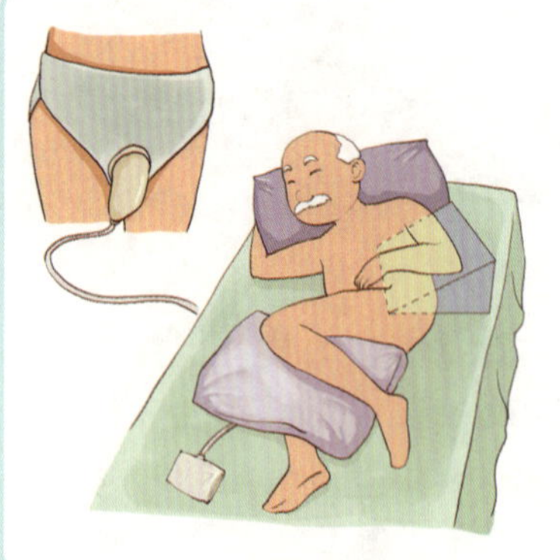

接尿器，有男女不同款型，故男女患者均可选用，材质上注意选择全面布料和硅胶为宜，有舒适和防止过敏的作用。与纸尿裤相比，可使皮肤更加干爽，降低褥疮的发生率。

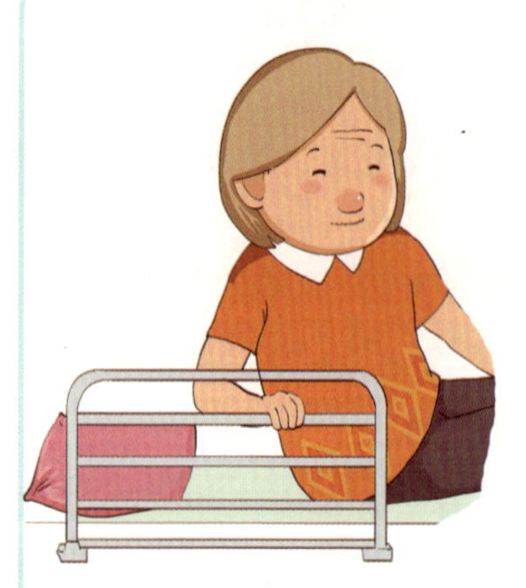

对于腿脚不方便者、受伤人士或起身不便起身困难者，可借助此款床边扶手助力而自行起身或躺下，无需麻烦他人照顾；本款扶手适合厚床垫的床，扶手处都是圆弧形的，可避免碰伤老人；因无需安装，插入床垫下面即可，故使用方便，但不适合儿童或体重比较轻的成年人。

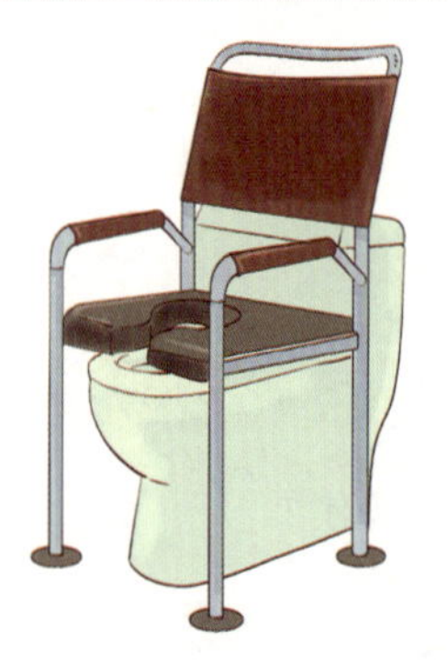

坐便器应注意材质，应选择坚固不摇晃、方便可折叠、占地面积小、高度可调整、坐板够大易清洁、便桶有盖可密闭易清洁的，除去便桶后还可以淋浴使用。